护理学理论与临床应用

曹力月　王　磊　张慧敏
刘育琼　曹西亚　李春艳　著

汕頭大學出版社

图书在版编目（CIP）数据

护理学理论与临床应用 / 曹力月等著 . -- 汕头 ：
汕头大学出版社，2023.7
ISBN 978-7-5658-5059-2

Ⅰ．①护… Ⅱ．①曹… Ⅲ．①护理学 Ⅳ．① R47

中国国家版本馆 CIP 数据核字（2023）第 121981 号

护理学理论与临床应用
HULIXUE LILUN YU LINCHUANG YINGYONG

作　　者：曹力月　王　磊　张慧敏　刘育琼　曹西亚　李春艳
责任编辑：郭　炜
责任技编：黄东生
封面设计：古　利
出版发行：汕头大学出版社
　　　　　广东省汕头市大学路 243 号汕头大学校园内　邮政编码：515063
电　　话：0754-82904613
印　　刷：廊坊市海涛印刷有限公司
开　　本：710mm×1000 mm　1/16
印　　张：10
字　　数：160 千字
版　　次：2023 年 7 月第 1 版
印　　次：2024 年 4 月第 1 次印刷
定　　价：46.00 元
ISBN 978-7-5658-5059-2

编委表

主　编

曹力月　枣庄市中医医院

王　磊　　哈尔滨职业技术学院

张慧敏　深圳市宝安中医院

刘育琼　深圳市龙华区中心医院

曹西亚　山东省聊城冠县人民医院

李春艳　青岛市市南区中山路街道河南路社区卫生服务中心

副主编

黄春燕　济宁市兖州区中医医院

赵德胜　安宁市第一人民医院

王肇元　山东省中医药大学护理学院

赵　境　兴安盟人民医院

王娜娜　山东省立第三医院

仇　珺　新疆医科大学第一附属医院血管甲状腺外科

段继荣　辽宁省盘锦市盘锦职业技术学院

王海瑞　内蒙古自治区人民医院

黄国亚　遵义市汇川区人民医院

张　萍　南阳医学高等专科学校第三附属医院

王　闪　南阳医学高等专科学校第三附属医院

戴　璐　南京医科大学附属口腔医院

刘春蓉　川北医学院附属医院

编　委

钟　欢　武汉市第一医院

程　莉　武汉市第一医院

前　言

护理学是一门综合性的学科，旨在通过科学的方法和手段，为人们的健康提供全面、专业、个性化的护理服务。护理学涵盖了从疾病预防、治疗到康复的各个阶段，是医疗体系中不可或缺的一环。

护理学理论是护理实践的基础。它提供了对人类生理、心理、社会、文化等多方面的深入理解，为护理实践提供了科学的指导。通过护理学理论的学习，护理人员可以更好地了解病人的需求，制订个性化的护理计划，提高护理质量。此外，护理理论还有助于培养护理人员的观察能力、分析能力和解决问题的能力，使他们在面对复杂的护理问题时能够更加得心应手。

实践是检验真理的唯一标准。护理学实践是护理理论的应用和延伸，是实现护理目标的关键环节。通过实践，护理人员可以验证和完善理论知识，提高专业技能，更好地满足病人的需求。此外，实践还能帮助护理人员积累经验，提高应对突发状况的能力，降低医疗风险。

理论与实践相结合是提高护理水平的关键。理论知识为实践提供了指导，实践是对理论的检验和提升。只有将理论与实践相结合，才能更好地满足病人的需求，提高护理质量。在实践中不断反思和总结，将理论知识应用到实践中，可以更好地发现和解决问题，提升护理人员的专业素养。

护理学是一门综合性强、应用广泛的学科。护理人员需要具备扎实的理论基础、娴熟的实践技能以及良好的沟通能力，才能为病人提供高质量的护理服务。未来，随着医学技术的不断发展，护理学理论与实践应用也将不断深化和拓展，为人类健康事业作出更大的贡献。

鉴于此，笔者撰写了《护理学理论与临床应用》一书，本书阐述了护理学概念、护理学基本理论、手术室护理、内科常见疾病的护理、外科常见疾病的护理、妇产科常用护理技术及治疗护理。

笔者在撰写本书的过程中，借鉴了许多专家和学者的研究成果，在此表示衷心的感谢。本书研究的课题涉及的内容十分宽泛，尽管笔者在写作过程中力求完美，仍难免存在疏漏，恳请各位专家批评指正。

contents 目录

第一章　护理学综述

第一节　护理学概念的形成与进展

护理一词来自拉丁语，意思是哺育小儿，后来扩展为养育、保育、避免伤害，看护老人、病人或虚弱者。护士是指喂养、支持和保护病人、受伤者和老人的人。

人们赋予护理的概念是根据不同时期国家的体制以及社会需求而变化的。不同的护理理论家和护理组织团体对护理所下的定义也不尽相同。随着社会和医学科学的发展以及护理专业的形成，护理学概念的变化可分为以下三个阶段：

一、以疾病为中心的阶段

1860年至20世纪40年代。这一时期人们对疾病的认识十分局限，有关患病的原因只考虑细菌或外伤因素，认为无病就是健康。护理的概念是协助医生诊疗，消除身体的疾患，恢复正常功能。护士被看作医生的助手，护理的服务方式是执行医嘱，完成护理常规和技术操作程序。

1859年，南丁格尔提出护理的定义是："通过改变环境，使病人置于最佳状态，待其自然康复。"

二、以病人为中心的阶段

20世纪40年代至70年代，科技飞速发展，疾病与健康的概念发生了巨大变化，人们开始重视心理和社会环境对健康的影响。1948年，世界卫生组织提出："健康不但是没有疾病或缺陷，而且是身体、精神和社会的完好适应状态。"此时，护理学者提出了以系统论为基础的护理程序，为护理实践提供了科学的方法。医学模式开始从生物—医学模式向生物—心理—

社会医学模式转变，从而引起护理学概念的变化，即护理强调以病人为中心的宗旨，运用护理程序为病人提供整体护理。护士与医生的关系转变为合作伙伴关系，护士与病人的关系更密切。

1943 年，奥立维尔（Sister Olivia）认为：护理是一种艺术和科学的结合，包括照顾病人的一切，增进其智力、精神、身体的健康。1957 年，克瑞特（Francis Reiter Kreuter）提出：护理是对病人加以保护、教导以满足病人不能自我照料的基本需要，使病人得到舒适。

20 世纪 60 年代，约翰森（Dorothy Johnson）认为：护理是某些人在某种应激或压力下，不能达到自己的需要，护士给他提供技术需求，解除其应激，以恢复原有的内在平衡。这个阶段，WHO 把护理的职能概括为：①严格执行医嘱，尽量满足每个病人的卫生和舒适需求。②保持良好的身心环境，促进患者早日康复。③紧密配合患者和家属，尽快使病体复原。④积极指导患者和健康者，掌握并运用保持身心健康的方法。⑤大力开展疾病的预防工作。⑥与其他医疗保健机构通力合作，发展护理事业。

三、以健康为中心的阶段

从 20 世纪 70 年代至现在。随着护理实践的发展、教育水平的提高、护理研究的开展以及护理理论的提出，护理已从附属于医疗的技术性职业转变为较独立的为人类健康服务的专业。"2000 年人人享有卫生保健"的目标成为护理专业发展的指导方向，护理是以整体人的健康为中心，服务范围扩展到健康和疾病的全过程，服务对象也从个体发展到群体。

1966 年，韩德森（Virginia Henderson）提出护理是帮助健康人或病人进行保持健康或恢复健康（或在临死前得到安宁）的活动，直到病人或健康人能独立照顾自己。

1970 年，罗杰斯（Rogers）认为："护理是协助人们达到其最佳的健康潜能状态，护理的服务对象是所有的人，只要有人的场所，就有护理服务。"

1973 年，国际护士会（ICN）提出："护理是帮助健康的人或患病的人保持或恢复健康（或平静地死去）。"

1980 年，美国护士学会（ANA）提出："护理是诊断和处理人类对现存的和潜在的健康问题的反应。"此定义对世界各国的护理学影响较大，被许多国家赞同和采用。这一定义揭示了护理学所具有的科学性和独立性。护理是研究健康问题的"反应"，而"反应"可以包括人的身体、智力、精神和社会等各方面，因而表明了护理服务对象不单纯是疾病本身，而是整体的人。护理是针对"现存和潜在健康问题"的人，说明护理的对象应包括已存在健康问题的人和可能存在健康问题的人，而每个生活在社会中的人或群体都有威胁其健康的因素存在，因此，护理的服务对象是每个人乃至整个社会，从护理生病的人到帮助较为健康的人促进健康。护理程序是护士的基本工作方法，护士的职责是通过识别"反应"，制订和实施护理计划，并对护理结果进行评价，完成"诊断"和"处理"人类对健康问题的反应任务。我国护理学的进展与先进国家比较还有很大差距。

1986年全国首届护理工作会议上提出：护理工作除配合医疗执行医嘱外，更多、更主要的是对病人的全面照顾，促进身心健康。

21世纪，随着我国经济的发展，护理学科也迅速发展，以疾病为中心的护理已发展为以病人为中心的整体护理。以往单纯的临床护理也拓展到社区护理。新的医学模式和新的护理观念，要求高等护理教育必须培养适应社会发展的高素质、高水平的护理专业人才。同时也使现有护理队伍的建设及服务模式面临着新的挑战。

护理学就是研究社会条件、环境变化、情绪影响与疾病发生、发展的关系，对每个病人的具体情况具体分析，寻求正确的护理方式，消除各种不利的社会、家庭、环境、心理因素，以促进病人康复。随着科学技术的进步、社会的发展、人民生活水平的提高，护士将逐步由医院走向社会，更多地参与防病保健。因而，护理学有其明确的研究目标和领域，在卫生保健事业中与医疗有着同等重要的地位。这充分说明了护理的任务已经发生了深刻的变化，护士与医生共同担负着保护生命、减轻病人痛苦、促进健康的任务。

因此，现代护理学是为人类健康服务的，是自然科学与社会科学相结合的一门综合性应用学科，是科学、艺术和人道主义的结合。

第二节 整体护理的概念

整体护理的思想是护理学的基本概念框架之一，始终贯穿于研究和发展护理理论以及相关护理概念的过程中，也是我们解决复杂的健康保健问题的指导思想。

一、整体概念的起源

整体一词起源于希腊语（holos），意思是完整的、健全的和幸福的。整体的概念最早可追溯到古代东方文化和医学思想。古印度宗教将人的身体与思想视为一体；中医理论把人的健康看作"阴""阳""平衡""五行"运转顺畅的结果，这些都是整体观的体现。

20世纪20年代，整体的概念被正式提出，有些学者认为单纯以分析的方法研究生命个体，将身体的各部分隔离开来，孤立地进行研究是不妥当的。生物体乃至非生物体的各组成部分是和谐地相互联系、相互依赖的，以保持其自身稳定，并不断适应变化着的环境。如果把部分割裂开，将不能体现整体的属性。整体的概念与系统论的思想密切相关。应用整体的观点看待生命个体时，就应考虑其完整性、各部分之间的联系性和相互作用、动态变化等特点。整体的概念不仅用于哲学、生物学，也被应用于健康保健学科中，WHO给健康所下的定义就体现了人是由身体、心理和社会各部分组成的整体思想。

二、整体护理

整体护理的概念是以整体人为中心，以护理程序为基础，以现代护理观为指南，实施身心整体护理。其基本思想是：护理服务的对象是整体的人，即包括生理、心理、社会各方面。护理的范围还应包括人的生命全过程、人的健康与疾病的全过程、人的个体及其所处的家庭和社会人群。

三、实施整体护理过程中护士应具备以下的知识和能力

在整体护理思想指导下开展护理实践时，护士应具备以下的知识和

能力：

（1）成长与发展的知识。护士要能应用心理、社会、认知、道德等成长发展理论，识别护理服务对象的发展阶段，依据其特点实施护理措施，并能预测潜在的成长发展问题。

（2）人的基本需要的知识。识别未被满足的需要，提供护理服务。

（3）应激与适应的知识。评估服务对象的应激水平，并教授人们评估自身应激水平的方法，指导运用各种应对方式，减轻压力。

（4）有关生活方式的知识。护士首先自己要采取健康的生活方式，并通过健康教育等方法改变服务对象的不良生活方式。

（5）教与学的知识。应用教与学的原理与方法，使病人改变健康观念，采取促进、维持和恢复健康的行为。

（6）沟通的能力。护士要运用良好的沟通技能提供高质量的护理服务，能与其他健康保健人员有效合作。

（7）解决问题的能力。识别和处理人的健康问题是护士的基本素质。

（8）领导的能力和变革的思想。护士在与其他健康保健服务者的合作中应发挥更大的协调、管理和领导的作用，并能对社会健康需求的趋势有所预测，以改革护理服务方法、适应社会发展。

四、整体护理模式病房建设的主要内容

整体护理模式病房建设的主要内容包括：①制定指导临床实践的护理哲理。②制定护士的职责条文和评价标准。③制定病房护理人员的组织结构。④制定护理业务品质保证和评价系统。⑤设计各种护理表格。⑥编制《标准护理计划》和《标准教育计划》。⑦建立、健全医院的各种支持系统，为护理工作创造良好的工作环境，承担非专业性、非技术性、常规性的工作，如药物分发、物品供应、通信联络、标本的运送、物品管理、设备保养等，使护士从大量的非专业性工作中解脱出来，增加直接护理病人的时间，达到提高护理质量的目的。

五、整体护理程序

(一) 护理活动的分类

护理程序是护理活动的科学方法。护理活动方法可分为:

(1) 预防性的护理活动。如提供安全的医院环境,为孕妇提供营养知识,为婴幼儿实施计划免疫等。

(2) 帮扶性的护理活动。如为患者提供日常生活护理,为休克患者输液,给临终患者的家庭以支持。

(3) 促进发展的护理活动。主要是通过创造性的护理措施,帮助服务对象、家庭和社区增强自理的能力,如鼓励患者发现和选择适合自己的康复方法,在老年人中心指导增强自我护理的能力,为糖尿病人群提供健康教育等。

(二) 整体护理程序的特点

(1) 患者是健康护理中的主角。护理计划的中心人物为患者,提供护理服务的目标也是期望患者能恢复健康或改善健康状态。基于此,患者一直被期望能够参与拟定自己的健康护理计划。护理程序的每一步骤皆强调患者的参与,而护理目标亦是依据患者的健康问题而设,使患者在整个过程中参与自我护理,学习自我护理的技能,从而达到恢复健康的目标。

(2) 提供个别护理。护理程序经由有系统地收集、分析、组织资料,确立护理对象的健康问题,依其个别问题与潜能拟定护理计划,运用资源协助解决问题。整个护理程序、护理目标需依护理对象的行为目标而定;护理计划则要运用患者的长处与可用资源,强调个别护理照护。

(3) 提供持续性护理。在患者入院之初,由一位护理人员建立护理病历、完成护理评估,其他工作人员可从其护理记录和护理计划中,清楚了解此患者的健康问题、应该执行的护理措施与预期效果。经护理评价确保计划的执行。运用护理程序提供护理服务,患者可避免接受不同的人员询问相同问题,而且保持了护理工作的持续性。

(4) 确保护理质量。运用护理程序可使病人的健康问题迅速、准确地确立，减少偏差，并以问题的急迫性、严重度依序处理，提供及时的帮助；同时依计划评价护理目标是否达成，可以为护理对象提供有计划的护理，从而确保护理质量。

（5）表现专业自主性。运用护理程序，护理人员不只是执行医疗辅助行为，更有其独特功能，例如确认护理对象的健康问题，给予措施并评价效果，依评价结果再修正护理计划，等等。在整个护理程序中，护理呈现出以科学方法解决问题的能力，明确地表现出专业的部分特征。

（6）提高护理人员的信心。护理程序是依据一定步骤，系统地、有计划地执行护理活动，并强调每一执行行为都具有理论依据及特定的目标。运用护理程序可避免误差，提高护理人员对自己所执行护理活动的信心。

（7）体现护理工作的内涵和范畴。护理程序的运用体现了护理工作的内涵和范畴，在健康护理中具体表现出护理的角色与功能，使护理人员得以自我肯定。此外，护理程序还可以促进护理人员之间有效的沟通，使护理工作可被具体衡量，护理工作者的成就感也相对得以提升。

（8）提高护理专业的能力。在运用护理程序提供个别性、整体性和持续性的护理过程中，所积累的护理经验，使护理人员能清楚地了解处理具体问题时行之有效的护理措施。护理人员应用护理程序中科学的方法来解决问题，从中获取更多的知识及经验，从而获得更熟练的护理技能，提高护理专业能力。

六、整体护理实施的临床意义

系统化整体护理虽然在我国兴起不久，却具有旺盛的生命力。通过试点，成效显著，取得了较好的社会效益和经济效益。系统化整体护理的推广提高了护理服务水平和质量，使病人满意；护士由被动执行医嘱转变为主动工作，建立了新型的医护关系，使医生满意；激发了护士的学习热情和求知欲，体现了护士的自身价值和社会价值，使护士满意；护士服务态度的根本转变，改善了护患关系，医院领导也满意。

系统化整体护理体现了新的医学模式和健康观念，在我国推广和实施整体护理，是深化护理改革，尽快与国际护理模式接轨的必由之路。

(一) 促进了护理人员的职业道德建设

现代护理观是以整体人的健康为中心，全面照顾护理对象生理、心理、社会各方面的需求，达到促进健康、预防疾病、协助康复、减轻痛苦的目的。

护理理念是护理专业的价值观和专业信念，由护理人员共同制定和遵守。它明确了护理专业的发展方向，确定了护理服务的内涵和目标，规定了护理工作者必须遵循的行为准则和护理质量的评价标准，直接影响护士与病人之间的互动关系，影响护理的整体实践活动。例如将"人人平等"和"人类尊严"作为护理理念，护士就会自觉尊重病人的权利和隐私，主动争取病人参与治疗过程，对病人一视同仁，无论病人年龄大小、职位高低及民族信仰，都给予良好的照顾。如"以病人为中心"是护理工作者应有的价值观，作为理念，护理人员就会以此为准绳来检查和衡量自己的言行，工作中时时处处为病人着想，把最大限度地满足病人的需要，以为病人解决问题作为最高行为准则，改变以往护士"见病不见人"的冷漠态度，提高护士的自我修养，密切护患关系，培养和树立良好的护士职业形象，促进医院的精神文明建设。

(二) 促进了护理人员全面素质的提高

现代护理模式是以"人为中心"，而不是以"疾病"为中心，护理的分工对象是"病人"，而不是工作内容，护理工作逐步摆脱了"机械地执行医嘱加护理常规"的被动局面。护士要主动了解病人情况，及时记录，准确判断病人存在的或潜在的健康问题，做出周密细致的护理计划，提供热情周到的服务，而且工作是系统的、连续性的，每位护士都应"全面整体"地护理病人，承担独立解决病人问题的责任，积累知识，增长才干，充分调动起工作积极性和创造性。护士在工作的同时，通过与同行、病人及其他医务人员的交流，最大限度地发挥自身潜能，从思想认识、理论水平、专业技术、沟通技巧、协调能力等方面得到锻炼和提高。

整体护理的目标是为病人提供包括生理、心理、社会、文化等方面的护理服务和护理教育，护理的任务由对病人的护理扩展到从健康到疾病的全过程服务，护士的角色也由单一的护理提供者向多功能发展，因此对护士的要求更高了。护理工作者除应掌握有关的生物医学知识外，还应掌握人文科学、社会科学的知识。护理模式的转变，以及护理工作中的成就感和社会地位的提高，激发了护理人员的学习热情和求知欲，促进了护士全面素质的提高，彻底转变了护士的专业形象。

（三）为护理对象解决了问题

为病人"解决问题"是系统化整体护理的目标。整体护理所运用的护理程序是一种科学的确认问题和解决问题的工作方法，是一个综合的、动态的、具有决策和反馈功能的过程，因而它本身就是一种符合逻辑的、科学地解决问题的程序。护理程序的运用改变了护士工作的思维方式，使其在护理实践中能主动运用所学知识，充分发挥自身的潜能，创造性地工作。根据病人的具体情况提供有针对性的服务，形成以护士为主导、以病人为主体，护士与病人共同参与的开放式护理运行系统，同时对于护理工作中存在的问题和不足也能及时发现，及时纠正、补救，使病人和家属从护理中获得安全感、信赖感和满足感，形成良好的护患关系。例如对患有胰岛素依赖型糖尿病的病人进行健康教育时，责任护士应注意病人的文化修养，对疾病的认识能力，以及自我约束力，适当提供部分有关糖尿病的科普书籍及文章让病人阅读，并在出院前教会病人无菌注射技术，充分发挥病人主观能动性，帮助病人解决问题的目的，保证护理从入院到出院不间断，体现了护理过程的完整性、系统性、连续性和优质高效。

（四）有利于发挥各层次护理人才的职能作用

系统化整体护理的核心部分是护理程序。它是护士的行为方式，在不同等级的医院、不同的护理分工制度下，每一位护士都可以采用护理程序进行工作，使护理的多个层面，按照一定的关系，通过沟通网络形成整体协调一致的、环环相扣的工作过程，其结果必将扩大护理专业的自主权和独立性。

长期以来，护理体制不健全，人员不足，知识结构老化，困扰着护理界；护理人员学历层次偏低，高级职称人数少，科研能力弱，限制了护理专业的发展；护理人员学历层次不分高低，做同样工作，医嘱加常规的被动工作方式，束缚了护理人员的积极性和创造性。护理模式的转变要求护理人员具有较高的职业素质和专业水平，因此护理人员必须积极参加继续教育，更新知识，学习新理论，提高护理水平。我国恢复高级护理教育十几年来，已经培养了一批高层次护理人才，她们在护理工作第一线已越来越显示出实力，其中已有一部分承担起护理管理和护理科研的任务，初步形成了多层次护理人才梯队，为护理人才的分层使用奠定了基础。与此同时，国内外的护理学术交流也为高级护理人才展现才华、发挥作用提供了机遇和场所。

(五) 促进了护理理论建设和护理科研工作

护理是诊断和处理人类现存的和潜在的健康问题的反应。护理学因有其独特的知识体系、理论基础和专业性组织，而成为独立的学科。护理学理论的新进展指导着临床护理实践，而护理实践又起着验证和充实护理理论知识的作用。随着国外先进的护理经验的引进，国内外护理界学术交流的加强，护理人员的知识面得以开拓，彻底转变了旧的思维方式。在实施整体护理过程中，同行相互切磋，确认护理诊断，改进护理措施，加强了护理理论的学习和研究，激发了科研兴趣和积极性。专科护理新知识、新技术的研究，护理技术科学性的研究，标准护理计划和标准教育计划的研究，护理科学管理的经验总结等，都大大促进了护理理论的建设和护理科研的开展。

(六) 加强了护理管理的规范化和科学化

系统化整体护理是现代科学管理在护理工作中的集中体现。当代科学技术的迅猛发展，对人文学科的研究更加深入，特别是当代系统科学和医学科学的研究成果，为我们认识现有护理的不足、进行护理改革提供了必要的客观条件。当今社会正进入一个信息化与系统化的时代，现代科学管理在创造社会财富方面发挥了巨大作用。现代产业管理已从单一的生产管理发展为全面综合配套的系统化管理。系统论思想广泛渗透到社会每个领域的管理工作中。系统化整体护理正是在深入研究护理的内涵、学习借鉴其他学科的成功经验、应用系统论的科学原理的基础上提出来的，包括护理理念、护士职责与评价、标准护理计划、标准教育计划、各种护理文件的书写、护理质量的监督、评价与保证等，都要以护理程序为框架，不仅护士要按护理程序为病人解决问题，而且护理管理也要按照护理程序的科学方法，将重点转到护理质量的监督和保障上。护士的自我评价及护士长、科护士长乃至护理部各级人员考核评价，保证了护理的高质量，使护理管理迈向科学化、规范化，建立健全了护理管理体制。同时实施系统化整体护理，促使医院行政领导和管理人员转变观念，使护理与医疗、科研、教学、院内感染的管理、后勤服务等方面协调一致，调动全院医务人员的积极性，使医院的工作重点统一于以病人为中心的管理模式中，推动医院改革的不断深化。

第三节　护理专业角色的发展

护理学是健康科学的重要组成部分。减轻痛苦、恢复健康、维持健康、促进健康是护理学的任务。随着社会的发展、科学的进步，特别是医学的进展，人们对健康的认识和要求日趋提高，为护理专业的发展提供了机遇，也提出了挑战。护士所承担的专业角色也正发生着重要变化。

一、护理的专业特征

护理是一个技术性的职业，还是一门具有独特理论体系的专业，曾经是人们争论的问题，同时也是护理工作者应该明确的问题。许多学者归纳出护理专业的定义和作为一门专业的标准。作为一门专业，护理具有以下特征：

（1）为人类和社会提供至关重要的、有关健康的服务。护理是利他的活动，其目的是提高人们的健康水平，而不是完全着眼于报酬。

（2）具有独特的知识体系，并通过科学研究不断扩展。20世纪70年代，护理的独特理论开始形成、发展和完善，从而为护理实践提供了理论框架。任何理论的发展都需要以科学研究为基础，越来越多的护理学者应用科研的方法阐明和检验护理概念及其相互关系，使理论对护理实践具有更强的预测性和控制性。护理研究的广泛开展，使护理学知识体系不断完善。

（3）实践者具有高等教育水平。作为一名专业的从业人员需要具备深厚的教育基础。高等护理教育已经在全世界范围广泛开展，使护士能够在就业前具备专业所需的知识和技能，并达到一定的专业标准。在护理实践中，护士还需要不断接受继续教育，以更新知识，跟上社会、科学变革的步伐。

（4）实践者具有自主性护理专业组织，护士团体不断扩展。他们在支持和保证实施高标准的实践活动和促进专业发展中起到越来越重要的作用。例如，美国护士学会（ANA）、全美护理联盟（NIN），以及我国的中华护理学会，他们参与制定有关政策、法规和专业标准，以监控护理专业活动，对护士进行管理，同时为其成员谋福利、提供受教育机会、争取应有的权利和地位。护士对自己的专业行为负有责任，自主性增强。

（5）有伦理准则和道德规范指导实践者在专业活动中做决策。护理伦理准则和道德规范是护士工作中的指南。国际护士会（ICN）提出的护理伦理准则指出：护士的职责是促进健康、预防疾病、恢复健康和减轻痛苦。护理需求是广泛的，护理中蕴含着尊重人的生命、尊严和权利，而且不论国籍、种族、血统、肤色、年龄、性别、政治或社会地位均应获得同等的尊重。护士为个人、家庭和社区提供健康服务，而且与其他有关专业人员共同合作完成其服务。随着现代护理学的发展，护士将面对更复杂的伦理问题。

（6）实践者把护理专业作为终生的事业。大部分护理工作者具有不断追求的精神，通过各种教育机会，提高学历，增加和更新专业知识，把促进护理学发展作为自己终身的目标。

由此可见，护理学已成为一门独立的新兴专业，具有广阔的发展前景。护理工作者需不断努力，使护理专业适应社会的变化，满足人们的需求。

二、护士的专业角色

角色（role）一词是用来描述人的社会行为，即指社会中某一特定地位人群的行为，而且这些行为具有一定的可预测模式。人在社会中的角色往往是按照社会或特定组织的期望，以及个人对自己的期望所表现出的行为。角色还反映出某一特定人群的目标价值观和情感等。每个人都担当着多种角色，例如，一位女护士，她在工作中要充当专业护士所应具有的角色，而在家庭中她是其子女的母亲，也是其父母的女儿，还是其丈夫的妻子，因而她要在不同情境下表现出护士、母亲、女儿、妻子的角色行为。在护理发展的历史过程中，护士的角色曾被视为类似于母亲、修女、侍女和医生的助手。这些观点至今仍影响着人们对护士的认识和理解。随着社会文明的进步，科学技术、医学与护理学的发展，护士的角色不断扩展而且发生着根本的变化。

(一)现代护士的专业角色

(1)提供照顾者。运用护理程序为病人提供照顾是护士的首要职责。护士在各种健康保健机构和场所，在帮助病人减轻病痛，恢复健康的过程中，为病人提供直接的护理服务，以满足其生理、心理、社会各层次的需要。包括保持良好的环境，预防交叉感染，减少应激反应，使病人舒适，给予合理饮食，执行诊疗和护理计划等。

(2)教育者。护士可以在护士学校、医院、家庭和社区等各种场所行使其教育者的职能。例如，在医院，教授病人和家庭了解有关疾病用药、治疗和护理方法，以及康复的知识，帮助病人适应患病对其今后生活的影响等；在社区，传授健康的知识和方法，教育人们预防疾病，避免意外伤害；在护士学校，把护理专业所需的各种知识和技能传授给学生；护士还有教育其他健康服务者和各种实习学生，以及向有关政府机构提供健康报告和建议的责任。社会对护理教育者角色的需求将会越来越大。

(3)咨询者和顾问。作为咨询者，护士应运用治疗性的沟通技巧，鼓励人们讨论其患病或受到伤害后的感受，以及其在处理有关健康和疾病问题时所遇到的困难，判断服务对象现存的和潜在的健康问题，帮助其寻找最佳的解决方法，如为临终病人及其家庭提供咨询等。护士还承担顾问的角色，如为病人及其家庭提供健康信息，为其他健康服务者提供有关病人的全面情况等。

(4)管理者和决策者。每个护士都在执行着管理和决策的职责。作为领导者，要管理物质资源、人力资源和计划资金的使用，制定本单位的发展方向。作为护士，要管理病人及其相关人员，为服务对象制订护理计划，组织诊疗和护理措施的实施，以解决病人的健康问题，并有效控制医疗花费，合理安排出院事宜等。

(5)合作者和协调者。现代护理学要求护士与服务对象、家庭以及其他健康专业人员紧密合作，以更好地满足人们的需要。在包括护士、医生、营养师和康复技师等人员组成的多学科小组中，大家一方面要达成共识，如病人的需求、治疗和康复方案，以及所采取的具体方法等；另一方面要相互配合和支持，更重要的是让病人及其家庭参与诊治和护理过程。病人所获得的照顾来自各种不同的健康专业人员和非专业人员，护士作为协调者应指导、计划和组织好各种人员为病人提供服务。

（6）病人利益的维护者。病人在住院前、住院中和出院后会接触许多健康服务，作为病人利益的维护者（或称代言人），护士有责任帮助病人理解从其他健康服务者所获得的信息，并补充需要的信息，以协助其做出有关决定。同时，护士有保护病人的利益和权利不受损害的责任。

（7）研究者和改革者。用科学研究的方法解决护理实践、护理教育、护理管理、护理伦理等各领域的问题是每个护士的责任。同时，护士还要有创新的思想，在实践中通过应用和检验护理研究成果等方法，不断改革护理服务方式，以推动护理事业的不断发展。

以上所述的这些专业角色适用于任何护理实践场所，而且它们是相互关联、相互重叠、相互融合的。例如，护士在护理一位糖尿病患者时，既为其注射胰岛素，又向病人讲解其在出院后应如何为自己注射的方法。此时，护士既是护理服务的提供者，又扮演着教育者的角色。

虽然护士的某些专业角色与其他健康服务人员的角色有相同之处，但护理人员的观念及其实践活动是以独特的护理理论和研究为基础和指导的，而医生为病人提供照顾是基于医学理论和研究，营养师则是基于其营养学理论和研究。因而护理人员的角色应与之加以区别。

（二）护士专业角色的扩展

随着护理教育水平的提高，护理学发展较快的一些国家出现了承担以下各种专业角色的护理专家，他们大多具有硕士或硕士以上的学位。

（1）临床护理专家。如成人护理、老年护理、精神心理护理、妇儿护理、急救护理等临床护理专家，他们为病人提供高水平的护理，与其他专业人员合作，从事临床研究，解决复杂的临床问题等。

（2）开业护士。如家庭护理、儿科护理、成人护理、急症护理、老年护理等开业护士。开业护士的职责是帮助各年龄层次的个人及其家庭，为他们提供有关信息，协助其做出重要的健康决定和选择正确的生活方式。开业护士能够独立诊断和治疗常见疾病，并与其他健康服务者通力合作，促进病人康复。一些开业护士具有处方权。研究表明，他们所提供的护理具有质量高、病人满意度高、花费低等优点。

（3）助产士。能够在社区独立为家庭提供产前、生产过程中和产后的护理。

（4）教育者。教育者是指专门从事护理教育的教师，他们在护理院校各层次的护理教育项目中传授知识，同时还参与临床的护理实践。

（5）护理顾问。各领域的护理顾问在不同场所为需要信息者提供帮助，如学校中的护理顾问为课程设置提建议；医院中的护理顾问为如何提高护理质量提供解决办法；政府部门中的护理顾问为制定国家的健康政策出谋划策。

（6）研究者。研究者是指专门从事护理科研的人员，他们大多具有博士学位，具有较高的科学研究能力，从事临床研究以促进为病人提供的服务，以及进行护理理论的验证和发展。

（7）管理者。管理者是指专业的护理管理人员。他们一般都具有相关的护理学位，同时有管理硕士学位，在学校、各种护理服务场所，以及与健康有关的机构行使管理的职能。他们不但具备护理学知识，还有丰富的管理学知识，以及计划、决策、解决问题、与他人合作和经营等能力，同时具有诚实、乐观、敏锐、勇于变革等性格特点。

（8）个案管理者。20 世纪 80 年代末期，西方一些国家为控制病人的医疗护理费用，采取了缩短住院时间，将康复期病人及早转向社区等健康服务机构的措施，个案管理的护理方式应运而生。个案管理强调为病人提供从患病到恢复健康全过程的照顾，以及帮助病人顺利地从一个健康机构转到其他场所。在个案管理系统中，充当个案管理者的人通常是护士。个案管理者参与病人及其家庭每一阶段的护理活动，包括：入院介绍；提供健康教育资料；与病人共同制订和实施护理计划；安排出院或转院事宜；向社区健康服务人员介绍病人的情况；出院后随访以确认病人康复状况；评价护理结果；等等。这种服务方式的目标是减少医疗费用；促进与所有健康保健服务者的合作；有效、合理地利用社区服务资源；增加对病人患病整个过程的持续护理，最终促进病人和家庭独立地应对生活。作为个案管理者需要有某一特殊领域的专业证书或学位，以及较强的沟通能力、合作能力。

（9）企业家。经营与健康保健有关的公司，提供护理服务、咨询和教育服务等。护士的专业角色还在不断扩展，尤其以护理专业发展较快的国家为代表，护士的社会地位和形象随之改变。中国护士也正在加紧促进专业发展的步伐，21世纪将是护士大有作为的时代。

（三）专业护士应具备的条件

随着护理学的发展以及护士专业角色的扩展，社会和健康服务对象对护士的素质要求也越加严格。作为一个专业护士应具备以下条件：

（1）具有丰富的专业知识和高超的护理技能。护士不但应具备基础医学知识、护理学专业知识，还应掌握广泛的社会、人文知识。同时将理论与护理操作紧密联系起来，为病人提供高质量的服务。

（2）具有易被服务对象接受的仪表和形象。护士应仪表端庄整洁、体态适宜、和蔼可亲、自然亲切，使病人感到容易并愿意与其接近和交流。同时，护士自身应有健康的生活方式，为他人起表率作用。

（3）高度的责任心和良好的职业道德。护理工作的特殊性要求护士做事认真、细致，敢于承担责任，遵守护理的职业道德规范和伦理原则。

（4）能做到移情和保持敏感。护士应从服务对象的角度考虑，理解所发生的情况，对病人体贴、关爱，对病人的各种需求应保持敏感的态度，及时发现和解决问题。

（5）有解决问题的能力。识别和处理人的健康问题是护士的基本素质。当遇到问题和特殊情况时，护士应能正确判别问题，果断做出决策，采取有效的解决措施。护理研究是解决问题的基本方法。

（6）有人际沟通和教育的知识和能力。护士要能运用良好的沟通技能提供高质量的护理服务，并与其他健康保健人员有效合作。同时，应用教与学的知识和原理进行健康教育，使人们树立健康观念，采取促进、维持和恢复健康的有效行为。

（7）有继续学习的能力和主动性。在护理实践中，护士应有主动性和进取心，不断更新专业知识和技术，并在护理领域中不断开拓和创新。

（8）有自我评价的能力。专业护士要能对自己有正确的评价，了解自身的长处和潜力，以及弱项和缺点。在工作中扬长避短，不断发展。

三、护理与医疗的关系

早期的医护活动密不可分。由于历史和社会因素的影响，传统观念上医生在医疗中占主要地位，护士的工作是协助医生诊疗，消除病人的疾患。护士被看作医生的助手。随着护理学逐步成为一门独立的学科，护理与医疗的关系发生了巨大变化。目前的发展趋势是分工合作，各司其职。护理的功能应包括：

（1）依赖性功能。依赖性功能是护理的次要功能，包括对药物和治疗的管理，如执行医嘱，完成护理常规和技术操作程序，进行治疗等。

（2）相互依赖性功能。相互依赖性功能是在以病人的利益为中心的基础上，和其他保健人员进行沟通，共同协作。

（3）独立性功能。独立性功能是护理的基本功能，主要是照顾，如生活照顾，保持舒适、安全等，而不是治疗。

从医师和护士的功能来看，照顾与治疗的概念不能绝对分开，而是有机地结合，医师的主要功能为治疗，次要功能为照顾；护士的主要功能为照顾，次要功能为治疗，这是指护士有协助其他保健人员的功能。只有在最佳的照顾环境中，治疗才能取得最好的效果，由此可见护理工作在卫生保健事业中的重要地位。

四、专业护士的工作范围

（一）医院专业护士的工作范围

结合以上专业护士的条件和我国具体情况，在救死扶伤精神的指导下医院工作的专业护士职责范围可概括为以下几个方面：

（1）按照整体护理思想，通过执行护理程序，做到：①执行医嘱；②制订护理计划并进行护理，如保持舒适，控制感染等；③进行健康教育，使病人学会与日常自理功能有关的预防、治疗和康复性措施，如糖尿病病人的用药和饮食的控制；④解决问题和提供咨询，帮助病人有效地应对应激，获得心理平衡；⑤进行沟通，以获得健康评估资料，传播健康知识，表达对病人的关心，并把病人的需要和期望传达给其他保健人员和家庭成员；⑥制订出院计划，全面安排病人出院后的生活。

（2）开展护理科研和交流研究成果。

（3）进行病房的组织和管理工作。

（二）社区专业护士的工作范围

社区护理工作与传统的医院护理工作有着较大的差别。近年来，美国已有超过35%的护士从事社区、家庭、学校、老人院、工厂、公司等场所的护理工作，而我国95%的护士是在医院从事临床护理工作，社区医疗和护理刚刚起步。参考美国等护理发展较快国家的社区护理工作，社区护士的工作范围可包括如下内容：

（1）进行持续的护理评估，发现威胁健康的因素；进行体格检查，评估营养状况和饮食结构；依据文化、经济、性别和角色等特点评估心理社会状况；评估家庭系统，确定社区中可利用的资源，如教堂、老年之家、各种俱乐部等；制订护理计划。

（2）与其他人员协作，提供照顾，与病人及其家属共同确定可行的短期和长期的护理目标，尊重他们的文化习俗，与病人和家庭共同完成护理计划；与医生进行沟通，与其他人员和社区组织保持联系，参加多学科人员的小组讨论会。

（3）教育病人、家属和其他保健人员，评估病人和家属的知识和学习能力，识别健康教育需求，确定健康教育目标和制订健康教育计划；提供适于家庭和社区使用的教育资料，运用多种教育工具和方法促进学习，评价教育效果；为病人和家属提供有关的健康服务信息，指导其选择适合的医护服务机构。

（4）提供专业护理技术，保证用药安全，根据病人的需要和减少花费的原则调整用药；评估病人是否按治疗方案用药，控制疼痛；管理和使用医疗器械，如护理气管切开和使用呼吸机的病人；护理伤口，为孕妇、产妇和新生儿提供护理；在家庭护理中注意控制感染；进行定期的健康检查和筛查；

维护病人的尊严，提供心理社会支持，提供临终护理。

（5）促进康复，保持病人皮肤的完整性；保持病人大小便通畅；帮助病人移动和活动；使用康复器械。

（6）管理医疗文件，记录病人的健康状况以及为病人所提供的护理；记录每一次沟通的情况，如电话、访谈、提供教育等；记录用药情况、随访情况、化验结果，注意医疗文件的保密性。

（7）解决问题，遇到问题时，与同事、资深护士以及其他健康服务人员共同探讨解决方案；阅读和评判护理文献，把新的护理研究成果运用于对病人的照顾；尝试新的护理方法，开展护理研究。

（8）组织管理社区护理服务，布置良好的工作环境；确认工作重点，有效利用时间和各种资源，根据变化的情况调整工作计划。

（9）预防和减少意外伤害。评估社区的物理环境、安全措施、犯罪情况，发现不安全的隐患，寻求其他组织的帮助以消除危险因素。

（10）按照市场经济体制提供服务；了解收费标准，向病人解释医疗保险的好处，填写收费表格，保持与保险公司的联系；参与和支持社区健康活动，建立社区服务网络，争取得到有关组织的资助，有效利用时间和各种资源，根据变化的情况调整工作计划。

第二章　护理学基本理论

第一节　系统理论与需要理论

一、系统理论

(一) 系统理论的产生

系统，作为一种思想，早在古代就已萌芽，但作为科学术语使用，还是在现代。系统论的观点起源于20世纪20年代，由美籍奥地利理论生物学家路德维希·冯·贝塔朗菲提出。1932—1934年，他先后发表了《理论生物学》和《现代发展理论》，提出用数学和模型来研究生物学的方法和机体系统论概念，可视为系统论的萌芽。1937年，贝塔朗菲第一次提出一般系统论的概念。1954年，以贝塔朗菲为首的科学家们创办了"一般系统论学会"。1968年，贝塔朗菲发表了《一般系统论——基础、发展与应用》。系统论主要解释了事物整体及其组成部分之间的关系，以及这些组成部分在整体中的相互作用。其理论框架被广泛应用到许多科学领域，如物理、工程、管理及护理等，并发挥着重大而深远的影响。

(二) 系统的基本概念

1. 系统的概念

系统是由相互联系、相互依赖、相互制约、相互作用的事物和过程组成的，是整体功能和综合行为的统一体。各种系统，尽管它的要素有多有少，具体构成千差万别，但都由两部分组成：一部分是要素的集合；另一部分是各要素间相互关系的集合。

2. 系统的基本属性

系统是多种多样的，但都具有共同的属性。

（1）整体性

组成系统的每个部分都具有各自独特的功能，但这些组成部分不具有或不能代表系统总体的特性。系统整体并不是由各组成部分简单罗列和相加构成的，各部分必须相互作用、相互融合才能构成系统整体。系统整体的功能大于并且不同于各组成部分的总和。

（2）相关性

系统的各个要素之间相互联系、相互制约的，若任何要素的性质或行为发生变化，都会影响其他要素，甚至系统整体的性质或行为。如人是一个系统，作为一个有机体，由生理、心理、社会文化等部分组成，其整体生理机能又由血液循环、呼吸、消化、泌尿、神经肌肉和内分泌等不同系统和组织器官组成。当一个人神经系统受到干扰，就会影响他的消化系统、心血管系统的功能。

（3）层次性

对于一个系统来说，既是由某些要素组成，同时自身又是组成更大系统的一个要素。系统的层次间存在着支配与服从的关系。高层次支配低层次，决定系统的性质，低层次往往是基础结构。

（4）动态性

系统是随时间的变化而变化。系统进行活动，必须通过内部各要素的相互作用，能量、信息、物质的转换，内部结构的不断调整以达到最佳功能状态。此外，系统为适应环境，维持自身的生存与发展，需要与环境进行物质、能量、信息的交流。

（5）预决性

系统具有自组织、自调节能力，可通过反馈适应环境，保持系统稳态，这样就呈现某种预决性。预决性的程度标志着系统组织水平的高低。

（三）系统的分类

自然界或人类社会存在着千差万别的各种系统，可以从不同角度对它们进行分类。

1.按组成系统的要素性质分类

系统可分成自然系统与人造系统。自然系统如生态系统、人体系统等；

人造系统如机械系统、计算机软件系统等。自然系统与人造系统的结合，称为复合系统，如医疗系统、教育系统。

2. 按组成系统的内容分类

系统可分为物质系统与概念系统。物质系统如动物、仪器等；概念系统如科学理论系统、计算机程序软件等。多数情况下，实物系统与概念系统是相互结合、密不可分的。

3. 按系统与环境的关系分类

系统可分为开放系统与封闭系统。封闭系统是指与环境间不发生相互作用的系统，即与环境没有物质、信息或能量的交换，事实上绝对的封闭系统是不存在的。与封闭系统相反，开放系统是指通过与环境间的持续相互作用，不断进行物质、能量和信息交流的系统，如生命系统、医院系统等。在开放系统中，按系统有无反馈可分为开环系统与闭环系统。没有反馈的系统称为开环系统，有反馈的系统称为闭环系统。

4. 按系统运动的属性分类

系统可分为动态系统与静态系统。动态系统如生物系统、生态系统；静态系统如一个建筑群、基因分析图谱等。

（四）系统理论的基本原则及在护理实践中的应用

1. 整体性原则

整体性原则是系统理论最基本的原则，也是系统理论的核心。

（1）从整体出发，认识、研究和处理问题。护理人员在处理患者健康问题时，要以整体为基本出发点，深入了解、把握整体，找出解决问题的有效方法。

（2）注重整体与部分、部分与部分之间的相互关系。从整体着眼，从部分入手，把护理工作的重点放在系统要素的各种联系上。如医院的护理系统是指从护理部到病区助理护士，若任何一个要素薄弱，都会影响医院护理的整体效应。

（3）注重整体与环境的关系。整体性原则要求护理人员在护理患者时，要考虑系统对环境的适应性，通过调整人体系统内部结构，使其适应周围环境，或是改变周围环境，使其适应系统发展的需要。

2. 优化原则

系统的优化原则是通过系统的组织和调节活动，达到系统在一定环境下最佳状态，发挥最好功能。

（1）与局部效应不一致时，局部效应服从整体效应。护理人员在实施护理计划时，要善于抓主要矛盾，追求整体效应，实现护理质量、效率的最优化。

（2）坚持多极优化。优化应贯穿系统运动的全过程。护理人员在护理患者时，为追求最佳护理活动效果，在确定患者健康问题、确定护理目标、制定护理措施、实施护理计划、建立评价标准时都要进行优化抉择。

（3）优化的绝对性与相对性相结合。优化本身的"优"是绝对的，但优化的程度是相对的。护理人员在工作中选择优化方案时，应从实际出发、科学分析、择优而行，如工作中常会遇到病情复杂的患者或复杂研究问题，往往会出现这方面问题解决较好，而那方面问题却未能很好解决，且难找到完善的方案。这就要求在相互矛盾的需求之中，选择一个各方面都较满意的相对优化方案。

3. 模型化原则

预先设计一个与真实系统相似的模型，通过对模型的研究来描述和掌握真实系统的特征和规律的方法称为模型化。在模型化过程中应遵循的原则称为模型化原则。在护理研究领域中应用的模型有多种，如形态上可分为具体模型与抽象模型，从性质上可分为结构模型与功能模型。

在设计模型进行护理研究时，必须遵循模型化原则。模型化原则包括以下三个方面。

（1）相似性原则。模型必须与原型相似，这样建立的模型才能真正反映原型的某些属性、特征和运动规律。

（2）简化原则。模型既应真实，又应是原型的简化，如无简化性，模型就失去它存在的意义。

（3）客观性原则。任何模型总是真实系统某一方面的属性、特征、规律性的模仿，因此建模时，要以原型作为检验模型的真实性客观依据。

二、需要理论

(一) 需要概述

每个人都有一些基本的需要，包括生理的、心理的和社会的。这些需要的满足使人类得以生存和发展。

1. 需要的概念

需要是人脑对生理与社会要求的反应。人类的基本需要具有共性，在不同年代、不同地区或不同人群，为了自身与社会的生存与发展，必须对一定的事物产生需求，例如食物、睡眠、情爱、交往等，这些需求反映在个体的头脑中，就形成了他的需要。当个体的需要得到满足时，就处于一种平衡状态，这种平衡状态有助于保持个体健康。反之，当个体的需要得不到满足时，个体则可能陷入紧张、焦虑、愤怒等负性情绪中，严重者可导致疾病的发生。

2. 需要的特征

(1) 需要的对象性

人的任何需要都是指向一定对象的。这种对象既可以是物质性的，也可以是精神性的。无论是物质性的还是精神性的需要，都必须有一定的外部物质条件才可获得满足。

(2) 需要的发展性

需要是个体生存发展的必要条件，如婴儿期的主要需要是生理需要，少年期则产生了尊重的需要。

(3) 需要的无限性

需要不会因暂时满足而终止，当某些需要满足后，还可产生新的需要，新的需要就会促使人们去开展新的满足需要的活动。

(4) 需要的社会历史制约性

人的各种需要的产生及满足均可受到所处环境条件与社会发展水平的制约。

(5) 需要的独特性

人与人之间的需要既相同，也不同，其需要的独特性由个体的遗传因素、环境因素所决定。在临床工作中，护理人员应细心观察患者需要的独特性，及时给予合理的满足。

3. 需要的分类

常见的分类有两种。

(1) 按需要的起源分类

需要分为生理性需要与社会性需要。生理性需要，如饮食、排泄等；社会性需要，如劳动、娱乐、交往等。生理性需要主要作用是维持机体代谢平衡；社会性需要的主要作用是维持个体心理与精神的平衡。

(2) 按需要的对象分类

需要分为物质需要与精神需要。物质需要如衣、食、住、行等；精神需要如认识的需要、交往的需要等。物质需要既包括生理性需要，也包括社会性需要；精神需要是指个体对精神文化方面的要求。

4. 需要的作用

需要是个体从事活动的基本动力，是个体行为积极性的源泉。根据需要的作用，护理人员在护理患者时，既要满足患者的基本需要，又要激发患者依靠自己的力量恢复健康的需要。

(二) 需要层次理论

许多哲学家和心理学家试图将人的需要这一概念发展成理论，并用以解释人的行为。心理学家亚伯拉罕·马斯洛于1943年提出了人类基本需要层次论，这一理论被广泛应用于心理学、社会学和护理学等许多学科领域。

1. 需要层次论的主要内容

马斯洛将人类的基本需要分为5个层次，并按照先后次序，由低向高依次排列，包括生理的需要、安全的需要、爱与归属的需要、尊重的需要和自我实现的需要。

(1) 生理的需要

生理的需要是人类最基本的需要，包括食物、空气、水、温度 (衣服和住所)、排泄、休息和避免疼痛。

(2) 安全的需要

人需要一个安全、有秩序、可预知、有组织的世界，以使其感到有所依靠，不被意外的、危险的事情所困扰，即包括安全、保障、受到保护以及没有焦虑和恐惧。

(3) 爱与归属的需要

人渴望归属于某一群体并参与群体的活动和交往，希望在群体或家庭中有一个适当的位置，并与他人有深厚的情感，即包括爱他人、被爱和有所归属，以免遭受遗弃、拒绝、举目无亲等痛苦。

(4) 尊重的需要

尊重的需要是个体对自己的尊严和价值的追求，包括自尊和被尊重两方面。尊重需要的满足可使人感到自己有价值、有能力、有力量和必不可少，使人产生自信心。

(5) 自我实现的需要

自我实现的需要是指一个人要充分发挥自己才能与潜力的要求，是力求实现自己可能之事的要求。马斯洛在晚年时，又把人的需要概括为三大层次：基本需要、心理需要和自我实现需要。

2. 各需要层次之间的关系

马斯洛不仅将人的需要按照不同层次进行了划分，而且十分强调各层次之间的关系。

(1) 必须首先满足较低层次的需要，然后考虑满足较高层次的需要。生理需求是最低层次的，也是最重要的，人在最基本的生理需要满足后，才得以维持生命。

(2) 通常一个层次的需要被满足后，更高一层的需要才会出现，并逐渐明显和强烈。例如，人的生理需要得到满足后，会争取满足安全的需要；同样，安全的需要满足之后，才会提出爱和更高层次的需要。但是，有些人在追求满足不同层次的需要时会出现重叠，甚至颠倒。例如，有的科研工作者为探求科学真理(自我实现的需要)，不顾试验场所可能存在危害生命的因素(安全的需要)；有的运动员为夺冠军，为祖国争光(自我实现的需要)，不考虑自己可能会受伤甚至致残(生理和安全的需要)，也要勇往直前。

(3) 维持生存所必需的低层次需要是要求立即和持续予以满足的，如氧气；越高层次的需要越可被较长久地延后，如尊重、事业成功的需要等。但是，这些可被暂时延缓或在不同时期有所变化的需要是始终存在的，不可被忽视。

（4）人们满足较低层次需要的活动基本相同，如对氧的需要，都是通过呼吸运动来满足。而越是高层次的需要越为人类所特有，人们采用的满足方式越具有差异性，如满足自我实现的需要时，作家从事写作，科学家做研究，运动员参加竞赛等。同时，低层次需要比高层次需要更易确认、更易观测、更有限度，如人只吃有限的食物，友爱、尊重和自我实现需要的满足则是无限的。

（5）随着需要层次向高层次移动，各种需要满足的意义对每个人来说越来越具有差异性。这是受个人的愿望、社会文化背景及身心发展水平所决定的。例如，有的人对有一个稳定的职业、受他人尊敬的职位就很满意了，而有的人还要继续学习，获得更高的学位，不断改革和创新。

（6）各需要层次之间可相互影响。例如，有些较高层次需要并非生存所必需，但它能促进生理机能更旺盛，使人的健康状态更佳、生活质量更高，如果不被满足，会引起焦虑、恐惧、抑郁等情绪，导致疾病的发生，甚至危及生命。

（7）人的需要满足程度与健康成正比。当所有的需要被满足后，就可达到最佳的健康状态。反之，基本需要的满足遭受破坏，会导致疾病。人若生活在高层次需要被满足的基础上，就意味着有更好的食欲和睡眠、更少的疾病、更好的心理健康和更长的寿命。

3.需要层次论对护理的意义

需要层次论为护理学提供了理论框架，它是护理程序的理论基础，可指导护理实践有效进行。

（1）帮助护理人员识别患者未满足需要的性质，以及对患者所造成的影响。

（2）帮助护理人员根据需要层次和优势需要，确定需要优先解决的健康问题。

（3）帮助护理人员观察、判断患者未感觉到或未意识到的需要，并给予满足，以达到预防疾病的目的。

（4）帮助护理人员对患者的需要进行科学指导，合理调整需要的时间，消除焦虑与压力。

(三) 影响需要满足的因素

当人的需要大部分被满足时，人就能处于一种相对平衡的健康状态。反之，会造成机体环境的失衡，导致疾病的发生。因此了解可能引起人的需要满足的障碍因素十分必要。

(1) 生理障碍。生理障碍包括生病、疲劳、疼痛、躯体活动有障碍等，如因腹泻而影响水、电解质的平衡及食物摄入的需要。

(2) 心理障碍。人处于焦虑、恐惧、愤怒、兴奋或抑郁等状态时会影响基本需要的满足，如引起食欲缺乏、失眠、精力不集中等。

(3) 认知障碍和知识缺乏。人要满足自身的基本需要是要具备相关知识的，如营养知识、体育锻炼知识和安全知识等。人的认知水平较低时会影响对有关信息的接受、理解和应用。

(4) 能力障碍。一个人具备多方面能力，如交往能力、动手能力、创造能力等。当个体某方面能力较差，就会导致相应的需要难以满足。

(5) 性格障碍。一个人性格与他的需要产生和满足有密切关系。

(6) 环境障碍。如空气污染、光线不足、通风不良、温度不适宜、噪声等都会影响某些需要的满足。

(7) 社会障碍。缺乏有效的沟通技巧、社交能力差、人际关系紧张、与亲人分离等都会导致缺乏归属感和爱，也可能影响其他需要的满足。

(8) 物质障碍。需要的满足需要一定的物质条件，当物质条件不具备时，以这些条件为支撑的需要就无法满足。如生理需要的满足，需要食物、水；自我实现的需要的满足，需要书籍、实验设备等。

(9) 文化障碍。如地域习俗的影响、信仰、观念的不同、教育的差别等，都会影响某些需要的满足。

(四) 患者的基本需要

一个人在健康状态下能够由自己来满足各类需要，但患病时，情况就发生了变化，许多需要不能自行满足。这就需要护理人员作为一种外在的支持力量，帮助患者满足需要。

1. 生理的需要

（1）氧气。缺氧、呼吸道阻塞、呼吸道感染等。

（2）水。脱水、水肿、电解质紊乱、酸碱失衡。

（3）营养。肥胖、消瘦、各种营养缺乏、不同疾病（如糖尿病、肾脏疾病）的特殊饮食需要。

（4）体温。过高、过低、失调。

（5）排泄。便秘、腹泻、大小便失禁等。

（6）休息和睡眠。疲劳、各种睡眠形态紊乱。

（7）避免疼痛。各种类型的疼痛。

2. 刺激的需要

患者在患病的急性期，对刺激的需要往往不是很明显，当处于恢复期时，此需要的满足日趋强烈。如长期卧床的患者，如果他心理上刺激的需要、生活上活动的需要不能得到满足，那就意味着其心理上、生理上都在退化。卧床患者需要翻身、肢体活动，以减轻或避免皮肤受损、肌肉萎缩等。

长期单调的生活不但会引起体力衰退、情绪低落，而且智力也会受到影响，故应注意环境的美化，安排适当的社交和娱乐活动。对于长期住院的患者，更应注意满足其刺激的需要，如布置优美、具有健康教育性的住院环境，病友之间的交流和娱乐等。

3. 安全的需要

患病时由于环境的变化、舒适感的改变，安全感会明显降低，如担心自己的健康没有保障；寂寞和无助感；怕被人遗忘和得不到良好的治疗和护理；对各种检查和治疗产生恐惧和疑虑；对医护人员的技术不信任；担心经济负担问题等。具体护理内容包括以下两点。

（1）避免身体伤害。应注意防止发生意外，如地板过滑、床位过高或没有护栏、病室内有噪声、院内交叉感染等均会对患者造成伤害。

（2）避免心理威胁。应进行入院介绍和健康教育，增强患者自信心和安全感，使患者对医护人员产生信任感和信赖感，促进治疗和康复。

4. 爱与归属的需要

患病住院期间，由于与亲人的分离和生活方式的变化，这种需要的满足受到影响，变得更加强烈，患者常常希望得到亲人、朋友和周围人的亲切关怀、理解和支持。因此，护理人员要通过细微、全面的护理，与患者建立良好的护患关系，允许家属探视，鼓励亲人参与患者护理的活动，帮助患者之间建立友谊。

5. 自尊与被尊重的需要

在爱和所属的需要被满足后，患者也会感到被尊重和被重视，因而这两种需要是相关的。患病会影响自尊需要的满足，患者会觉得因生病而失去自身价值或成为他人的负担，因此护理人员在与患者交往中，始终保持尊重的态度、礼貌的举止。

帮助患者重拾自己的价值，使患者感到自己是重要的、是被他人接受的，如礼貌称呼患者的名字，而不是床号；初次与患者见面时，护士应介绍自己的名字；重视、听取患者的意见；让患者做力所能及的事，使患者感到自身价值的存在。

在进行护理操作时，应注意尊重患者的隐私，减少暴露，为患者保密，理解和尊重患者的个人习惯、价值观、宗教信仰等，不要把护士自己的观念强加给患者，以增加其自尊和被尊重感。

6. 自我实现的需要

个体在患病期间最受影响且最难满足的需要是自我实现的需要。特别是能力严重丧失时，如失明、耳聋、失语、瘫痪、截肢等。但是，疾病也会对某些人的成长起到促进作用，从而对自我实现有所帮助。此需要的满足因人而异，护理的功能是切实保证低层次需要的满足，使患者意识到自己有能力、有潜力，并加强学习，为自我实现创造条件。

(五) 满足患者需要的方式

护理人员满足患者需要的方式有三种。

（1）直接满足患者的需要。对于暂时或永久丧失自我满足某方面需要的患者，护理人员应采取有效措施来满足患者的基本需要，以减轻痛苦、维持生存。

（2）协助患者满足需要。对于具有或恢复一定自我满足需要的患者，护理人员应有针对性地给予必要的帮助和支持，提高患者自护能力，帮助其早日康复。

（3）间接满足患者的需要。可通过卫生宣教、健康咨询等多种形式为护理对象提供卫生保健知识，避免健康问题的发生或恶化。

第二节　自理理论与健康系统理论

一、自理理论

奥瑞姆（Dorothea.Elizabeth.Orem）是美国著名的护理理论学家之一。她在长期的临床护理、教育和护理管理及研究中，形成和完善了自理模式。强调护理的最终目标是恢复和增强人的自护能力，对护理实践有着重要的指导作用。

（一）自理理论概述

奥瑞姆的自理模式主要包括自理理论、自理缺陷理论和护理系统理论。

1. 自理理论

每个人都有自理需要，而且因不同的健康状况和生长发育的阶段而不同。自理理论包括自我护理、自理能力、自理的主体、治疗性自理需要和自理需要等五个主要概念。

（1）自我护理是个体为维持自身的结构完整和功能正常，维持正常的生长发育过程，所采取的一系列自发的调节行为。人的自我护理活动是连续的、有意义的。完成自我护理活动需要智慧、经验和他人的指导与帮助。正常成人一般可以进行自我护理活动，但是婴幼儿和不能完全自我护理的成人则需要不同程度的帮助。

（2）自理能力是指人进行自我护理活动的能力，也就是从事自我照顾的能力。自理能力是人为了维护和促进健康及身心发展进行自理的能力，是一个趋于成熟或已成熟的人的综合能力。人为了维持其整体功能正常，根据生长发育的特点和健康状况，确定并详细叙述自理需要，进行相应的自理行为，满足其特殊需要，比如人有预防疾病和避免损伤的需要，在患病或受损伤后，有减轻疾病或损伤对身心损害的需要。奥瑞姆认为自理能力包括十个主要方面。①重视和警惕危害因素的能力：关注身心健康，有能力对危害健康的因素引起重视，建立自理的生活方式。②控制和利用体能的能力：人往往有足够的能量进行工作和日常生活，但疾病会不同程度地降低此能力，患病时人会感到乏力，无足够的能量进行肢体活动。③控制体位的能力：当感到不适时，有改变体位或减轻不适的能力。④认识疾病和预防复发的能力：患者知道引发疾病的原因、过程、治疗方法及预后，有能力采取与疾病康复和预防复发相关的自理行为，如改善或调整原有的生活方式，避免诱发因素、遵医嘱服药等。⑤动机：对疾病的态度。如积极对待疾病，患者有避免各种危险因素的意向或对恢复工作回归社会有信心等。⑥对健康问题的判断能力：当身体健康出现问题时，能作出决定，及时就医。⑦学习和运用与疾病治疗、康复相关的知识及技能的能力。⑧与医护人员有效沟通，配合各项治疗和护理的能力。⑨安排自我照顾行为的能力，能解释自理活动的内容和益处，并合理安排自理活动。⑩从个人、家庭和社会各方面，寻求支持和帮助的能力。

（3）自理的主体是指完成自我护理活动的人。在正常情况下，成人的自理主体是本身，但是儿童、患者或残疾人等的自理主体一部分是自己，另一部分为健康服务者或是健康照顾者，如护士等。

（4）治疗性自理需要：在特定时间内，以有效的方式进行一系列相关行为，以满足自理需要，包括一般生长发育的和健康不佳时的自理需要。

（5）自理需要：为了满足自理需要而开展的所有活动，包括一般的自理需求，成长发展的自理需求和健康不佳的自理需求。

一般的自理需求：与生命过程和维持人体结构和功能的整体性相关联的需求。①摄取足够的空气、水和食物。②提供与排泄有关的照料。③维持活动与休息的平衡。④维持孤独及社会交往的平衡。⑤避免对生命和健康有害的因素。⑥按正常规律发展。

发展的自理需求：与人的成长发展相关的需求；不同的发展时期有不同的需求；有预防和处理在成长过程中遇到不利情况的需求。

健康不佳时的自理需求：个体在身体结构和功能、行为和日常生活习惯发生变化时出现的自理需求，包括：①及时得到治疗；②发现和适应疾病造成的影响；③有效地执行诊断、治疗和康复方法；④发现和适应因医护措施引起的不适和不良反应；⑤接受并适应患病的事实；⑥学习新的生活方式。

（6）基本条件因素：反映个体特征及生活状况的一些因素，包括年龄、健康状况、发展水平、社会文化背景、健康照顾系统、家庭、生活方式、环境和资源等。

2. 自理缺陷理论

自理缺陷理论是奥瑞姆理论的核心，是指人在满足其自理需要方面，在质或量上出现不足。当自理需要小于或等于自理主体的自理能力时，人就能进行自理活动。当自理主体的自理能力小于自理需要时，就会出现自理缺陷。这种现象可以是现存的，也可以是潜在的。自理缺陷包括两种情况：一种是当自理能力无法全部满足治疗性自理需求时，即出现自理缺陷；另一种是照顾者的自理能力无法满足被照顾者的自理需要。自理缺陷是护理工作的重心，护理人员应与患者及其家属进行有效沟通，保持良好的护患关系，以确定如何帮助患者，与其他医疗保健专业人士和社会教育性服务机构配合，形成一个帮助性整体，为患者及其家属提供直接帮助。

3. 护理系统理论

护理理论系统是在人出现自理缺陷时护理活动的体现，是依据患者的自理需要和自理主体的自理能力制定的。

护理力量是受过专业教育或培训的护士所具有的护理能力，即了解患者的自理需求及自理力量，并作出行动、帮助患者，通过执行或提高患者的自理力量来满足治疗性自理需求。

护理系统也是护士在护理实践中产生的动态行为系统，奥瑞姆将其分为三个系统：全补偿护理系统、部分补偿系统、辅助教育系统。各护理系统的适用范围、护士和患者在各系统中所承担的职责如下所述：

（1）全补偿护理系统。患者没有能力进行自理活动；患者神志和体力上均没有能力；虽然神志清楚，知道自己的自理需求，但体力上不能完成；虽然体力上具备，但存在精神障碍无法对自己的自理需求作出判断和决定，对于这些患者需要护理给予全面的帮助。

（2）部分补偿护理系统。这是满足治疗性自理需求，既需要护士提供护理照顾，也需要患者采取自理行动。

（3）辅助教育系统。患者能够完成自理活动，同时也要求其完成；需要学习才能完成自理，没有帮助就不能完成。护士通过对患者提供教育、支持、指导，提高患者的自理能力。

这三个系统类似于我国临床护理中一直沿用至今的分级护理制度，即特级护理和一级护理、二级护理和三级护理。

奥瑞姆理论的特征：理论结构比较完善且有新意；相对简单而且易于推广；奥瑞姆的理论与其他已被证实的理论、法律和原则也是一致的；奥瑞姆还强调了护理的艺术性及护士应具有的素质和技术。

（二）自理理论在护理实践中的应用

奥瑞姆的自理理论被广泛应用在护理实践中，她将自理理论与护理程序有机地联系在一起，通过设计好的评估方法和工具评估患者的自理能力及自理缺陷，以帮助患者更好地达到自理。她将护理程序分为以下三步。

1. 评估患者的自理能力和自理需要

护士可以通过收集资料来确定病种存在哪些自理缺陷及引起自理缺陷的原因，评估患者的自理能力与自理需要，从而确定患者是否需要护理帮助。

（1）收集资料

护士收集的资料包括患者的健康状况、患者对自身健康的认识、医师对患者健康的意见、患者的自理能力、患者的自理需要等。

（2）分析与判断

在收集自理能力资料的基础上，确定以下问题：①患者的治疗性自理需要是什么。②为满足患者的治疗性自理需求，其在自理方面存在的缺陷有哪些。③如果有缺陷，由什么原因引起的。④患者在完成自理活动时具备的能力有哪些。⑤在未来一段时间内，患者参与自理时具备哪些潜在能力，如何制定护理目标。

2. 设计合适的护理系统

根据患者的自理需要和能力，在完全补偿系统、部分补偿系统和辅助教育系统中选择一个合适的护理系统，并依据患者智力性自理需求的内容制订出详细的护理计划，给患者提供生理和心理支持以及适合于个人发展的环境，明确护士和患者的角色功能，以达到促进患者健康、恢复患者健康、提高患者自理能力的目的。

3.实施护理措施

根据护理计划提供适当的护理措施，帮助和协调患者恢复和提高自理能力，满足患者的自理需求。

二、健康系统理论

贝蒂·纽曼（Betty Neuman）1970年提出了健康系统模式，后经两年的完善于1972年在《护理研究》杂志上发表了"纽曼健康系统模式"一文。经过多次修改，于1988年再版的《纽曼系统模式在护理教育与实践中的应用》中阐述了纽曼的护理观点，并被广泛地应用于临床护理及社区护理实践中。

（一）健康系统理论概述

纽曼健康系统模式主要以格式塔特心理学为基础，并应用了贝塔朗菲的系统理论、席尔（Selye）压力与适应理论及凯普兰（Caplan）三级预防理论。主要概念如下。

1. 个体

个体是指个体的人，也可为家庭、群体或社区，是与环境持续互动的开放系统，称为服务对象系统。

（1）正常防御线

正常防御线是指每个个体经过一定时间逐渐形成对外界反应的正常范围，即通常的健康/稳定状态。它是由生理的、心理的、社会文化的、发展的、精神的技能组成，用来对付应激源。这条防御线是动态的，与个体随时需要保持稳定有关。一旦压力源入侵正常防线，个体发生压力反应，表现为稳定性减低和产生疾病。

（2）抵抗线

抵抗线是防御应激源的内部因素，其功能是使个体稳定并恢复到健康状态（正常防御线）。它保护的是基本结构，并且当环境中的应激源侵入或破坏正常防御线时，抵抗线会被激活，例如：免疫机制，如果抵抗线的作用（反应）是有效的，系统可以重建；但如果抵抗线的作用（反应）是无效的，其结果是能量耗尽、系统灭亡。

（3）弹性防御线

为外层的虚线，也是动态的，能在短期内迅速发生变化。当环境施加压力时，它是正常防御线的缓冲剂，而当环境给以支持并有助于成长和发展时，它是正常防御线的过滤器。其功能会因一些变化如失眠、营养不良或其他日常生活变化而降低。

当这个防御线的弹性作用不能再保护个体对抗应激源时，应激源就会破坏正常防御线而导致疾病。当弹性防御线与正常防御线之间的距离增加时，表明系统保障程度增强。

以上三种防御机制，既有先天赋予的，又有后天习得的，抵抗效能取决于心理、生理、社会文化、生长发育、精神等五个变量的相互作用。三条防御线的相互关系是：弹性防御线保护正常防御线，抵抗线保护基本结构。当个体遇到压力源时，弹性防御线首先激活以防止压力源入侵。若弹性防御线抵抗无效，压力源侵入正常防御线，人体发生反应，出现症状。此时，抵抗线被激活。当抵抗有效时，个体又恢复正常防御线未遭受入侵时的健康状态。

2.应激源

纽曼将应激源定义为能够产生紧张及潜在地引起系统失衡的刺激。系统需要应对一个或多个刺激。纽曼系统模式强调的是确定应激源的类型、本质和强度。

（1）个体外的。这是发生在个体以外的力量。如失业，是受同事是否接受（社会文化力量）、个人对失业的感受（心理的）及完成工作的能力（生理的、发展的、心理的）的影响。

（2）个体间的。发生在一个或多个个体之间的力量。如夫妻关系，常受不同地区和时代（社会文化）、双方的年龄和发展水平（生理和发展的）和对夫妻的角色感觉和期望（心理的）的影响。

（3）个体内的。发生在个体内部的力量。如生气，是一种个体内部力量，其表达方式是受年龄（发展的）、体力（生理的）、同伴们的接受情况（社会文化的）及既往应对生气的经历（心理的）的影响。应激源可以对此个体有害，但对另一个体无害。因而仔细评估应激源的数量、强度、相持时间的长度以及对该系统的意义和既往的应对能力等，对护理干预是非常重要的。

3.反应

纽曼认为保健人员应根据个体对应激源反应情况进行以下不同的干预。

（1）初级预防

初级预防是指在怀疑有或已确定有应激源而尚未发生反应的情况下就开始进行的干预。初级预防的目的是预防应激源侵入正常防御线或通过减少与应激源相遇的可能性，以及增强防御线来降低反应的程度，如减轻空气污染、预防免疫注射等。

（2）二级预防

如果反应已发生，干预就从二级预防开始。其主要是早期发现病例、早期治疗症状以增强内部抵抗线来减少反应，如进行各种治疗和护理。

（3）三级预防

三级预防是指在上述治疗计划后，已出现重建和相当程度的稳定时进行的干预。其目的是通过增强抵抗线维持其适应性以防止复发，如进行患者教育、提供康复条件等。

（二）纽曼系统模式在护理中的应用

纽曼系统模式自正式应用以来得到了护理学术界的一致认同，被广泛用于护理教育、科研和临床护理实践中。

纽曼系统模式的整体观、三级预防概念及对于个人、家庭、群体、社区护理的广泛适应性，为中专、大专、本科、硕士等不同层次护理专业学生的培养提供了有效的概念框架。除了用于课程设置，此系统模式还可作为理论框架设计护理评估、干预措施和评价工具供学生在临床实习使用，且具有可操作性。

在护理科研方面，纽曼系统模式既用于指导对相关护理现象的定性研究，又作为对不同服务对象预防性干预效果的定量研究理论框架，而此方面报道最多的是应用纽曼系统模式改善面对特定生理、心理、社会、环境性压力源患者的护理效果研究。

在临床护理实践方面，大量文献报道，纽曼系统模式可用于不同生长发育阶段人的护理。它既在精神科使用，也在内外科、重症监护室、急诊、康复病房、老年护理院等使用。纽曼系统模式已被用于对多种患者的护理，如慢性阻塞性肺疾病、多发性硬化、高血压、肾脏疾病、癌症、急慢性脊髓损伤、矫形整容手术等患者，甚至也用于对艾滋病和一些病情非常危重复杂的患者，如多器官衰竭、心肌梗死患者的护理。

第三节　应激与适应理论

一、应激及其相关内容

(一) 应激

应激，又称压力或紧张，是指内、外环境中的刺激物作用于个体而使个体产生的一种身心紧张状态。应激可降低个体的抵抗力、判断力和决策力，例如面对突如其来的意外事件或长期处于应激状态，可影响个体的健康甚至致病，但应激也可促使个体积极寻找应对方法、解决问题，如面临高考时紧张复习，护士护理患者时遇到疑难问题设法查阅资料、请教他人等。人在生活中随时会受到各种刺激物的影响，因此应激贯穿人的一生。

(二) 应激源

应激源又称压力源或紧张源，任何对个体内环境的平衡造成威胁的因素都称为应激源。应激源可引起应激反应，但并非所有的应激源对人体均产生同样程度的反应。常见的应激源分为以下三类。

1. 一般性应激源

(1) 生物性。各种细菌、病毒、寄生虫等。

(2) 物理性。温度、空气、声、光、电、外力、放射线等。

(3) 化学性。酸、碱、化学药品等。

2. 生理病理性应激源

(1) 日常的生理功能变化。如月经期、妊娠期、更年期，或基本需要没有得到满足，如饮食、性欲、活动等。

(2) 病理性变化。各种疾病引起的改变，如缺氧、疼痛、电解质紊乱、乏力等，以及手术、外伤等。

3.心理和社会性应激源

（1）一般性社会因素。如生离死别、搬迁、旅行、人际关系纠葛及角色改变，如结婚、生育、毕业等。

（2）灾难性社会因素。如地震、水灾、战争、社会动荡等。

（3）心理因素。如应付考试、参加竞赛、理想自我与现实自我冲突等。

（三）应激反应

应激反应是对应激源的反应，可分为两大类。

1.生理反应

应激状态下身体主要器官系统产生的反应。包括心率加快、血压升高、呼吸深快、恶心、呕吐、腹泻、尿频、血糖升高、伤口愈合延迟等。

2.心理反应

如焦虑、抑郁、使用否认、压抑等心理防卫机制等。

一般来说，生理和心理反应经常是同时出现的，因为身心是持续相互作用的。应激状态下出现的应激反应常具有以下规律：①一个应激源可引起多种应激反应的出现，如当贵重物品被窃后，个体可能出现心悸、头晕，同时感觉愤怒、绝望，此时，头脑混乱无法作出正确决定。②多种应激源可引起同一种应激反应。③对极端的应激源，如灾难性事件，大部分人都会以类似的方式反应。

二、有关应激学说

汉斯·塞尔耶是加拿大的生理学家和内分泌学家，也是最早研究应激的学者之一。早在1950年，塞尔耶在《应激》一书中就阐述了他的应激学说。他的一般理论对全世界的应激研究产生了影响。他认为应激是身体对任何需要作出的非特异性反应，例如，个人处于精神紧张、外伤、感染、冷热、X射线侵害等任何情况下，身体都会发生反应，而且这些反应是非特异性的。

塞尔耶还认为，当个体面对威胁时，无论是什么性质的威胁，体内都会产生相同的反应群，他称之为全身适应综合征（GAS），并提出这些症状都是通过神经内分泌途径产生的。

全身适应综合征解释了为什么不同的应激源可以产生相同的应激反应，尤其是生理应激的反应。此外，塞尔耶还提出了局部适应综合征（LAS）的概念，即机体对应激源产生的局部反应，这些反应常发生在某一器官或区域，如局部的炎症、血小板聚集、组织修复等。

无论全身适应综合征（GAS）还是局部适应综合征（LAS），塞尔耶认为都可以分为三个独立的阶段：警报反应期－抵抗期－衰竭期。

（一）警报反应期

这是应激源作用于身体的直接反应。应激源作用于人体，开始抵抗力下降，如果应激源过强，可致抵抗力进一步下降而引起死亡。但绝大多数情况下，机体开始防御，如激活体内复杂的神经内分泌系统功能，使抵抗水平上升，并常常高于机体正常抵抗水平。

（二）抵抗期

若应激源仍然存在，机体将保持高于正常的抵抗水平与应激源抗衡。此时机体也处于对应激适应的阶段。当机体成功地适应了应激之后，GAS将在此期结束，机体的抵抗力也将使原有的水平有所提高。相反则由此期进入衰竭期。

（三）衰竭期

发生在应激源强烈或长期存在时，机体所有的适应性资源和能力被消耗殆尽，抵抗水平下降。机体表现为体重减轻、肾上腺增大，随后衰竭，淋巴结增大，淋巴系统功能紊乱，激素分泌先增加后衰竭。这时若没有外部力量如治疗、护理的帮助，机体将产生疾病甚至死亡。由此可见，为防止应激源作用于机体产生衰竭期的后果，运用内部或外部力量及时去除应激源、调整应激的作用强度，保护和提高机体的抵抗水平是非常重要的。

塞尔耶认为，不仅全身适应综合征（GAS）分为以上三期，多发性硬化症（MS）也具有这样三期的特点，只是当局部适应综合征（LAS）的衰竭期发生时，全身适应综合征的反应将开始被激活和唤起。

三、适应与应对

(一) 适应

适应是指应激源作用于机体后,机体为保持内环境的平衡而作出改变的过程。适应是生物体区别于非生物体的特征之一,而人类的适应又比其他生物更为复杂。适应是生物体调整自己以适应环境的能力,或促使生物体更能适于生存的一个过程。适应性是生命最卓越的特性,是内环境平衡和对抗应激的基础。

(二) 应对

即个体对抗应激源的手段。它具有两方面的功能:一个是改变个体行为或环境条件来对抗应激源,另一个是通过应对调节自身的情绪情感并维持内环境的稳定。

(三) 适应的层次

人的适应层次不同于其他生物体,除生理层次的适应外,还有心理、社会文化、知识技术层次的适应。

1. 生理层次

生理层次是指发生在体内的代偿性变化。如一个从事脑力劳动的人进行跑步锻炼,开始会感到肌肉酸痛、心跳加快,但坚持一段时间后,这些感觉就会逐渐消失,这是由于体内的器官慢慢地增加了强度和功效,适应了跑步对身体所增加的需求。

2. 心理层次

心理层次是指当人们经受心理应激时,如何调整自己的心态去认识情况和处理情况。如癌症患者平静接受自己的病情,并积极配合治疗。

3. 社会文化层次

社会文化层次是调整个人的行为,使之与各种不同群体,如家庭、专业集体、社会集团等信念、习俗及规范相协调。如遵守家规、校规、院规。

4. 知识技术层次

知识技术层次是指对日常生活或工作中涉及的知识及使用的设备、技术的适应。例如，电脑时代年轻人应学会使用电脑，护士应学会使用先进监护设备、掌握护理技术的方法等。

(四) 适应的特性

所有的适应机制，无论是生理的、心理的、文化的或技术的，都有共同特性。

(1) 所有的适应机制都是为了维持最佳的身心状态，即内环境的平衡和稳定。

(2) 适应是一种全身性的反应过程，可同时包括生理、心理、社会文化甚至技术各个层次。如医学生在病房实习时，不仅要有充足的体力和心理上的准备，还应掌握足够的专业知识和操作技能，遵守医院、病房的规章制度，并与医师、护士、患者和其他同学做好沟通工作。

(3) 适应是有一定限度的，这个限度是由个体的遗传因素，如身体条件、才智及情绪的稳定性决定的。如人对冷热不可能无限制地耐受。

(4) 适应与时间有关，应激源来得越突然，个体越难以适应；相反，时间越充分，个体越有可能调动更多的应对资源抵抗应激源，适应得越好，如急性失血时，易发生休克，慢性失血则可以适应，一般不发生休克。

(5) 适应能力有个体差异，这与个人的性格、素质、经历、防卫机能的使用有关。比较灵活和有经验的人，能及时对应激源作出反应，也会应用多种防卫机制，因而比较容易适应环境而生存。

(6) 适应机能本身也具有应激性。如许多药物在帮助个体对付原有疾病时，药物产生的不良反应又成为新的应激源给个体带来危害。

(五) 应对方式

面对应激源个体所使用的应对方式、策略或技巧是多种多样的。常用的应对方式如下。

1. 去除应激源

避免机体与应激源的接触，如避免食用引起变态反应的食物，远离过热、过吵及不良气味的地方等。

2. 增加对应激的抵抗力

适当的营养、运动、休息、睡眠，戒烟、酒，接受免疫接种，定期疾病筛查等，以便更有效地抵抗应激源。

3. 运用心理防卫机能

心理上的防卫能力决定于过去的经验、所受的教育、社会支持系统、智力水平、生活方式、经济状况及出现焦虑的倾向等。此外，坚强度也应作为对抗应激源的一种人格特征。因为一个坚强而刻苦耐劳的人相信：人生是有意义的；人可以影响环境；变化是一种挑战。这种人在任何困境下都能知难而进，尽快适应。人的一生都在学习新的应对方法，用来对抗和征服应激源。

4. 采用缓解紧张的方法

缓解紧张的方法包括：①身体运动，可使注意力从担心的事情上分散开来而减轻焦虑。②按摩。③松弛术。④幽默等。

5. 寻求支持系统的帮助

一个人的支持系统是由那些能给予他物质上或精神上帮助的人组成的，常包括其家人、朋友、同事、邻居等，此外，曾有过与其相似经历并很好应对过的人，也是支持系统中的重要成员。

当个体处于应激状态时，非常需要有人与他一起分担困难和忧愁，共同讨论解决问题的良策，支持系统在对应激的抵抗中起到了强有力的缓冲剂的作用。

6. 寻求专业性帮助

专业性帮助包括医师、护士、理疗师、心理医师等专业人员的帮助。人一旦患有身心疾病，就必须及时寻求医护人员的帮助。由医护人员提供针对性的治疗和护理，如药物治疗、心理治疗、物理疗法等，并给予必要的健康咨询和教育来提高患者的应对能力，以利于疾病的痊愈。

四、应激与适应在护理中的应用

应激源作用于个体，使其处于应激状态时，个体会选择和采取一系列的应对方法对应激进行适应。若适应成功，则机体达到内环境的平衡；若适应失败，则导致机体产生疾病。为帮助患者提高应对能力，维持身心平衡，护理人员应协助住院患者减轻应激反应，措施如下：

（1）评估患者所受应激的程度、持续时间、过去个体应激的经验等。

（2）分析患者的具体情况，协助患者找出应激源。

（3）安排适宜的住院环境。减少不良环境因素对患者的影响。

（4）协助患者适应实际的健康状况，应对可能出现的心理问题。

（5）协助患者建立良好的人际关系，并与家属合作减轻患者的陌生、孤独感。

第三章　手术室护理

第一节　手术室应急情况处理

应急情况是指突然发生，可能给社会造成或者已经造成严重危害的自然灾害、社会灾难等重大事件，需要紧急进行处理。而手术室面临的应急情况一般是自然灾难，如停电、停水、火灾等，以及人为意外伤害，如恐怖袭击、车祸等需要对大量伤员进行救治的紧急情况，另外还包括在手术过程中出现的应急情况，比如停水或停电的情况。手术室是病患最先进行救治的场所，手术室的应急处理能力直接关系病患的生命安全，对于降低应急情况的损失有着重要意义。建立一套符合自己院情的应急防范制度，健全手术室应急情况处理系统以及完善相关应急措施，定期进行演练，提高警惕，才能在面临应急情况时迅速、有效地解决各类应急情况，将应急情况的损失降到最低。下面就手术室应急情况的应急措施及应急处理做简要分析。

一、建立手术室应急情况应急防范制度

(一)组建健全的组织机构，明确组织人员及相关职责

(1) 成立手术室应急小组。手术室组建应急小组，组长由手术室主任担任，副组长由护士长担任，并协助组长，成员选取应急能力强、责任心强，工作能力好的医护人员，手术室的应急小组必须服从医院领导的统一管理。

(2) 手术室应急小组的职责。手术室应急小组职责是参与应急情况的紧急救治工作，有效执行急救措施的急救内容，并认真负责。

(3) 手术室应急小组相关人员的职业道德要求。手术室应急小组成员应责任心强、工作认真并且能力较强，必须服从相关行政部门的调遣，在紧急救治时，不逃避，不退缩，任何时间，接到命令，立即到岗执行。

（二）制定手术室各种应急预案

手术室对于自然应急情况（如火灾、停水、停电等），以及人为应急情况（如车祸、恐怖袭击等）造成大量伤员的情况进行总结，并建立应急预案。院内的相关医护人员对此预案要熟练掌握，以备应急使用。

（三）组建应急通信网络，规范应急事件报告制度

手术室要保留应急小组成员的联系方式和住址，小组成员的通信工具应便捷。当发生应急情况时，能较快地联系应急小组成员，并保持联系畅通，争取在最短的时间段内采取应急措施，降低应急情况损害程度。手术室发生应急情况，应立即向上级有关部门报告，并将其具体发展状况随时向医院汇报。

二、制定手术室应急情况应急措施的目的

制定手术室应急相关措施的目的主要在于预防，一旦有应急情况发生，立即采取相关措施进行紧急救助，从而降低伤残率，将应急情况的损害程度降到最小。

三、手术室应急情况应急措施

（一）手术室突发意外伤害事件的应急措施

（1）平时，手术室要准备好足够的手术器械、敷料、一次性消耗材料，对于特殊器械也要常规准备，用以确保应急情况的紧急应用。

（2）相关抢救设备要固定放置，确保功能状态处于最佳，各种抢救药品要准备充足，并派专人进行定期检查、更换、补齐备用药品，以供应急使用。

（3）相关医护人员要熟知各类抢救药品的使用方法及禁忌，对于急救物品摆放的位置要十分熟悉，并熟练掌握有关抢救技能。

(二) 手术过程中突然停电的应急措施

在手术过程中，可能会突然停电，此时，相关医护人员应立即采取补救措施，以使手术顺利完成。若是此手术间停电，应立即查看具体原因，如是否跳闸的问题，根据具体情况进行检修；若是全手术室停电，应立即启动相应仪器设备的储电设备用以维持手术的正常进行，并通知电工进行维修。与此同时，关闭相关备用设备（以免来电时烧掉仪器），相关护理人员不要离开手术间，并将停电全过程详细记录下来。相应仪器设备的储电设备应长期维持在备用状态，由专门人员监管，用以应急使用。

(三) 手术室突然停水的应急措施

突然停水对于手术室的影响是严重的，由于手术室需水量较多，尤其在洗手这一环节。停水后，手术刷手这一环节可用生理盐水或者蒸馏水，做感染手术用过的相关器械先用特定的消毒液浸泡，而未感染手术用过的相关器械泡在酶中，等给水后再进行清洗。

(四) 手术中突发火灾的应急措施

手术室内的相关灭火用具要固定放置，相关人员定期进行检查，并定期进行演练，确保医护人员都会使用；手术室的安全通道要确保24小时畅通无阻。一旦有火灾发生，科室主任及护士长担任现场指挥，或者其他高水平的技术人员临时担任并现场进行指挥，立即拨打灭火热线，然后组织相关医护人员，对各手术室的病人进行有效的转移，在转移过程中注意对病人的积极护理、救治，确保病人的生命安全。因此在平时，就对相关人员进行编组，准备充足的担架和推车、简便呼吸器、应急灯等用以应急使用。

(五) 手术中设备仪器出现故障的应急措施

对手术中突然出现故障的设备仪器进行查看，首先明确是否有备用，若有备用立即进行更换。如果没有，应立即报告上级，并迅速通知维修人员进行检修，若不能检修应立即与就近医院进行联系，先请求其他手术室支援，再想办法进行维修。故而在平时就应对仪器设备进行定期检查，尤其是仅有一台的贵重仪器，应进行定期保养与维修，为手术的安全有效提供保障。

(六) 手术室输错血的应急措施

避免手术室输错血的发生，要严格按照手术室输血制度进行操作，仔细核对病人的相关信息，做到不漏查、不忘查。

第二节　普外科手术护理

普外科是外科领域中历史最长、发展较全面的学科。该学科内容广泛，是外科其他各专业学科的基础；其范围较大，除了各个专业学科，除颅脑外科、骨科、整形外科、泌尿外科等，其余未能包括在专科范围内的内容均属于普外科的范畴。普外科手术以腹部外科为基础，包括甲状腺疾病、乳腺疾病、周围血管疾病等。在实际工作中，普外科又可分出一些学科，如胃肠外科、肛肠外科、肝胆外科、胰腺外科、周围血管外科等。下面以几个经典的普外科手术为例，介绍手术的护理配合。

一、急性肠梗阻手术的护理配合

小肠分为十二指肠、空肠和回肠三部分。十二指肠起自胃幽门，与空肠交接处为十二指肠悬韧带（Treitz 韧带）所固定。回肠末端连接盲肠，并举回盲瓣。空肠和回肠全部位于腹腔内，仅通过小肠系膜附着于腹后壁。肠梗阻是指肠内容物不能正常运行，顺利通过肠道，是外科常见急腹症之一，常为物理性或功能性阻塞，发病部位主要为小肠。小肠梗阻是指小肠肠腔发生机械性阻塞或小肠正常生理位置发生不可逆变化，如肠套叠、肠嵌闭和肠扭转等。绝大多数机械性肠梗阻需做外科手术治疗，缺血性肠梗阻和绞窄性肠梗阻更需及时急诊手术处理。

(一) 主要手术步骤及护理配合

1. 术前准备

患者取仰卧位，行全身麻醉，切口周围皮肤消毒范围为，上至剑突、下至大腿上 1/3，两侧至腋中线。按照腹部正中切口手术铺巾法建立无菌区域。

2. 主要手术步骤

（1）经腹正中切口开腹。22 号大圆刀切开皮肤，电刀切开皮下组织、腹白线、腹膜，探查腹腔。

（2）分离。切开相应肠系膜，分离、切断肠系膜血管，传递血管钳 2 把钳夹血管，解剖剪断，慕丝线结扎或缝扎。

（3）分别切断肠管近远端。传递肠钳钳夹肠管，15 号小圆刀于两肠钳间切断，移除标本，传递碘伏棉球擦拭残端。

（4）关闭腹腔。传递温生理盐水冲洗腹腔；放置引流管，三角针慕丝线固定；传递可吸收缝线或圈针慕丝线关腹。

（5）行肠—肠吻合。对拢肠断两端，传递圆针慕丝线连续缝合或传递管型吻合器吻合。

（6）关闭肠系膜裂隙。传递圆针慕丝线或可吸收缝线间断缝合。

（二）围手术期特殊情况及处理

1. 急诊手术，病情危急

手术室值班护士接到急诊手术通知单后，应立即安排手术间，联系相关病房做好术前准备，安排人员转运患者（病情危重的患者必须由手术医师陪同送至手术室）。

手术室护士按照手术要求，备齐手术器械及仪器等设备，如高频电刀、超声刀、负压吸引装置，检查仪器功能，并调试至备用状态。同时应预计可能出现的应急情况和可能需要的物品，以备不时之需。如患者为剖腹探查手术，除了肠道切除和吻合外，可能存在肠道破裂、腹腔污染的可能，因此必须备齐大量冲洗液体。

同时应通知手术医师及麻醉师及时到位，三方对患者进行手术安全核查，保证在最短时间内开始手术。

2. 肠道吻合的护理配合

肠道吻合器是临床常用的外科吻合装置之一，在手术使用时，主要做好以下护理配合。

（1）型号选择。应按照医师要求，根据肠腔直径和吻合位置，目测或利用测量器，选择不同型号的吻合器，目前常用的肠道吻合器型号有25～34号，并分直线和弯形吻合器。

（2）严格核对。手术医师要求使用32号直线形管型吻合器吻合肠腔，由于吻合器价格较为昂贵，为一次性高值耗材，巡回护士在打开吻合器外包装之前必须再次与手术医师认真确认吻合器的型号、规格，检查有效期及外包装完整性，均符合要求方可打开使用。

（3）配合使用。洗手护士将抵钉座组件取下交予手术医师，手术医师将抵钉座与吻合器头部分别放入欲将吻合的消化管两端，旋转吻合器手柄末端调节螺母，通过弹簧管及吻合器头部伸出的芯轴，将抵钉座连接固定于吻合器头部。医师进行击发，完成肠管钉合并切除消化管腔内多余的组织。

（4）使用后处置。吻合完成后，配合医师共同检查切下的组织切缘是否完整成环，以保证不出现吻合口瘘。吻合器使用后，按照一次性医疗废弃物标准处理，严禁任何人员将使用过的吻合器带出手术室。

二、甲状腺手术的护理配合

甲状腺是人体最大的内分泌腺体，位于甲状软骨下方，紧贴于气管两旁，由中央的峡部和左右两个侧叶构成。甲状腺由两层被膜包裹，内层被膜称为甲状腺固有被膜，紧贴腺体并伸入腺实质内；外层被膜称为甲状腺外科被膜，易于剥离，两层被膜之间有甲状腺动、静脉，淋巴结，神经和甲状旁腺等，因此手术时分离甲状腺应在此两膜间进行。单纯性甲状腺肿压迫气管、食道、喉返神经等引起临床症状，或巨大单纯甲状腺肿物影响患者生活和工作，或结节性甲状腺肿有甲状腺功能亢进或恶变，或甲状腺良性肿瘤都应行甲状腺大部或部分（腺瘤小）切除，其中甲状腺腺瘤是最常见的甲状腺良性肿瘤。

（一）主要手术步骤及护理配合

1. 术前准备

患者取垂头仰卧位，行全身麻醉。切口周围皮肤消毒范围为：上至下唇，下至乳头连线，两侧至斜方肌前缘。

2.主要手术步骤

(1)切开皮肤、皮下组织及肌肉。传递22号大圆刀在胸骨切迹上两横指处切开皮下组织及颈阔肌。

(2)分离皮瓣。传递纱布，缝合在上下皮瓣处，牵引和保护皮肤；传递组织钳提起皮肤，电刀游离上、下皮瓣。

(3)暴露甲状腺。纵向打开颈白线，传递甲状腺拉钩牵开两侧颈前带状肌群，暴露甲状腺。

(4)处理甲状腺血管。传递圆针慕丝线缝扎甲状腺上动脉和上静脉、甲状腺下动脉和下静脉。

(5)处理峡部。传递血管钳或直角钳分离并钳夹峡部，传递15号小圆刀或解剖剪切除峡部。

(6)切下甲状腺组织。传递血管钳或蚊氏钳，沿预定切线依次钳夹，传递15号小圆刀切除，取下标本，切除时避免损伤喉返神经。传递慕丝线结扎残留甲状腺腺体，传递圆针慕丝线间断缝合甲状腺被膜。

(7)冲洗切口，置引流管，关切口。生理盐水冲洗，传递吸引器吸尽冲洗液并检查有无活动性出血；放置负压引流管置于甲状腺床，传递三角针慕丝线固定；传递圆针慕丝线依次缝合颈阔肌、皮下组织，三角针慕丝线缝合皮肤，或使用无损伤缝线进行皮内缝合，或使用专用皮肤吻合皮钉吻合皮肤。

(二)围手术期特殊情况及处理

1.甲状腺次全切除术患者体位

对甲状腺次全切除术的患者应放置垂头仰卧位，该体位适用于头面部及颈部手术。在对患者全身麻醉后，巡回护士与手术医师、麻醉师一同放置体位。放置垂头仰卧位时除了遵循体位放置一般原则外，还需注意：①在仰卧位的基础上，双肩下垫一肩垫平肩峰，抬高肩部20°，使头后仰颈部向前突出，充分暴露手术野。②颈下垫颈枕，防止颈部悬空。③头下垫头圈，头两侧置小沙袋，固定头部，避免术中移动。④双手平放于身体两侧并使用中单将其保护、固定。⑤双膝用约束带固定。

2. 甲状腺手术中发生电刀故障

术中发生高频电刀报警，电刀无法正常工作使用，巡回护士应先检查连接线各部分完整性及电刀连接线与电刀主机、电极板连接线与电刀主机的连接处，避免连接线折断或连接部位接触不紧密的情况发生；查看电极板与患者身体部位贴合是否紧密，是否放置在合适部位，当进行以上处理后问题仍未解除，应更换电刀头，如仍无法正常使用，更换高频电刀主机，及时联系厂家维修。此外，当手术医师反映电刀输出功率不够，要求加大功率时，巡回护士不可盲目加大功率，造成患者发生灼伤隐患。应积极寻找原因，检查电刀各连接线连接是否紧密，同时提醒洗手护士及时清除电刀头端的焦痂，保持良好传导性能。

3. 手术并发症

患者在拔管后突然出现自觉呛咳、胸闷、心悸、呼吸困难、氧饱和度下降等情况，说明很可能由于手术止血不彻底，形成了切口内血肿。应立即通知手术医师及麻醉师进行抢救，并查看手术患者情况：若伤口敷料有渗血、颈部肿胀、负压引流内有大量新鲜血液，则可初步判断为切口内出血所致，应立即备好手术器械，准备二次手术止血。手术室护士首先应配合麻醉师再次气管插管，保持呼吸道通畅；传递线剪或拆钉器，协助手术医师打开切口，清除血肿，解除对气管的压迫，寻找并结扎出血的血管或组织，如手术患者情况仍无改善，则立即行气管切开术。

三、肝移植手术的护理配合

移植术是指将一个体的细胞、组织或器官用手术或其他方法，移植到自体或另一个体的某一部位。人体移植学科的发展是 20 世纪医学最杰出的成就之一。从最早开展的输全血，到肾、肝、心、胰腺和胰岛、肺、甲状旁腺等器官组织的移植，一直发展到心肺、心肝、胰肾联合移植和腹内多器官联合移植，移植手术的操作技术和移植效果都取得了巨大成就。

近年来，伴随外科技术、器官保存水平、免疫抑制剂运用等各医疗领域技术发展，作为移植手术中难度较高的肝移植也取得了飞速发展，成为治疗末期肝病的首选方法。目前，全世界肝移植中心已超过 30 家，平均每年以 8000 例次为基数持续上升。标准的肝移植术式为原位肝移植，近年来创新多种术式，包括减体积性肝移植、活体部分肝移植、劈离式肝移植、背驮式原位肝移植等，其中活体肝移植是指从健康捐肝人体上切取部分肝脏作为供肝移植给患者的手术方式，其已成为众多先天性胆道闭锁患儿治疗的唯一选择。

（一）主要手术步骤及护理配合

1. 术前准备

（1）物品准备。准备肝移植器械、肝移植双支点自动拉钩、肝移植显微器械及常用敷料包。准备高频电刀、负压吸引装置、氩气刀、变温水毯、保温箱、各种止血物品。

（2）患者准备。患者放置仰卧位，行全身麻醉。手术医师进行切口周围皮肤消毒，范围为上至颈，下至大腿中上1/3，包括会阴部，两侧至腋中线。

（3）核对。手术划皮前巡回护士、手术医师和麻醉师三方对患者身份、手术方式、术前备血情况等进行核对。

2. 供体手术主要手术步骤

活体肝移植包括供体手术和受体手术两部分，供体手术通常为左半肝切除，具体操作如下。

（1）上腹部"L"形切口进腹。传递22号大圆刀划开皮肤，传递两把有齿镊、高频电刀配合常规进腹。

（2）安装肝移植悬吊拉钩。传递大纱布保护切口，按顺序安装悬吊拉钩。

（3）切除胆囊，进行胆道造影。传递小分离钳、无损伤镊、解剖剪游离胆囊和胆囊管，丝线结扎。传递硅胶管和抽有造影剂的20mL针筒配合术中造影。

（4）解剖第一肝门。传递小分离钳、解剖剪进行游离；传递橡皮悬吊带牵引左肝动脉、门静脉左支。

（5）阻断左肝动脉、门静脉左支。传递无损伤镊、血管阻断夹进行阻断。

（6）切除肝脏实质。传递氩气刀配合，传递小分离钳、无损伤镊、解剖剪进行游离、钳夹、剪断，传递丝线进行结扎、缝扎或钛夹夹闭。

（7）处理左肝管。传递小分离钳进行游离；传递橡皮悬吊带牵引左肝管；穿刺造影确认左肝管位置后，传递解剖剪剪断并缝扎。

（8）游离左肝静脉。传递小分离钳、解剖剪，传递橡皮悬吊带牵引。

（9）供肝血管离断、切除供肝。传递小分离钳、解剖剪剪断左肝动脉；传递2把门静脉阻断钳、解剖剪断门静脉左支；传递肝静脉阻断钳、解剖剪剪断左肝静脉。

（10）止血、关腹。传递无损伤缝针关闭血管及胆道残端；传递引流管；传递圆针慕丝线缝合肌肉和皮下组织，三角针慕丝线缝皮。

3.受体手术主要手术步骤

（1）上腹部Mercede切口（Mercede切口又称"人字形"切口，先在肋缘下2横指做弧形切口，再做一纵行切口向上至剑突下）进腹：传递22号大圆刀划开皮肤；传递两把有齿镊、电刀配合常规进腹。

（2）肝周韧带及第一肝门、第二肝门的游离解剖：传递小分离钳、解剖剪、电刀进行游离解剖；遇血管分支准备结扎、缝扎或钛夹传递；传递橡皮悬吊带对肝动脉、门静脉、肝静脉进行牵引。

（3）切除病肝、准备供肝植入：传递阻断钳和血管阻断夹进行血管阻断。

（4）依次行供受体肝静脉、门静脉、肝动脉及胆道的吻合：传递无损伤镊、笔式持针器和无损伤缝针进行配合；在吻合肝动脉时，巡回护士须及时准备术中用显微镜；洗手护士传递显微镊、显微剪刀配合动脉吻合。

（5）止血，放置引流管，关腹：准备各类止血用物，传递引流管进行放置；传递碘伏与生理盐水1：10配制的冲洗溶液及大量灭菌注射用水进行腹腔及伤口冲洗；传递圆针慕丝线关腹。

4.术后处置

巡回护士协助麻醉师妥善固定气管导管；连接腹腔引流管与集尿袋，并妥善固定，观察引流液色、质、量。仔细检查患者皮肤状况，尤其是骶尾部、足跟、肩胛骨、手臂肘部和枕部。监测患者体温，控制室温，做好保暖措施，预防术后低体温发生。巡回护士与麻醉师、手术医师一同送患者入ICU。若患者为肝炎病毒携带者，则术后按一般感染手术术后处理原则进行用物和环境处理。

（二）围手术期特殊情况及处理

1.肝移植手术过程中变温水毯操作

（1）变温水毯（以"Blanketrol Ⅱ型变温水毯"为例）操作步骤如下。

①术前：检查蓄水池内水量及水位已安装耦合接头，阴阳相接→确认连接管已接好→放平水毯。②术时：插入电源插头并打开总电源，开关处于"on"→机器自检，控制面板显示"CK STEPT"→按下"TEMPSET"开关→按上下箭头调节所需水温→按下"Manual Control"启动变温水毯。

（2）使用"Blanketrol Ⅱ形变温水毯"的注意事项：①蓄水池内只能使用蒸馏水，禁止使用去离子水，因为大部分的去离子水不是 pH 等于 7 的中性水。如果去离子水是酸性，它将导致电池效应，铜质制冷机被腐蚀，最终导致制冷机系统泄漏。②禁止使用乙醇，因为乙醇会腐蚀变温水毯。③蓄水池应每月更换蒸馏水，保护蓄水池不受细菌污染。④变温水毯禁止在无水条件下操作，避免引起对内部组件的破坏。⑤禁止蓄水池内过分充水，当变温水毯里的水流进处于关闭状态的系统中时，过分充水可能导致溢出。⑥禁止在患者和变温水毯之间放置额外的加热设备，引起皮肤损伤。⑦患者和变温水毯之间的区域应该保持干燥以避免患者意外受伤。⑧使用变温水毯每隔 20 分钟，或者在医师的指导下，巡回护士应检查患者的体温和与变温水毯接触区域的皮肤状况，同时检查变温水毯里的水温，对小儿患者、温度敏感者、血管疾病患者必须更加频繁地进行检查。⑨关闭变温水毯电源开关时，应待水毯内的水回流到蓄水器内（让管子和变温水毯连接 10 分钟以上）再拔出电源线。

2. 手术过程中使用氩气刀的注意事项

每次使用前，先检查钢瓶内氩气余量。操作时一定要先开氩气再开机，先关氩气再关机。术中使用时将电刀头缩回并打开氩气，将氩气喷头对准渗血部位，按下电凝开关。注意提醒手术医师氩气刀适当的工作距离，氩气刀刀头与创面最佳工作距离一般为 1~1.5cm，禁止将氩气刀刀头直接接触创面工作。使用时注意观察氩气刀喷射时氩弧颜色：正常为蓝色，出现发红则说明工作距离太近。选择合适喷射角度，使氩气喷头与受损组织呈45°~60° 最佳。每次使用完毕后，检查钢瓶内氩气余量，当余量不足时应充足备用。

第三节　神经外科手术护理

神经外科作为一门独立的学科是在19世纪末神经病学、麻醉术、无菌术发展的基础上诞生的。神经外科是医学中最年轻、最复杂而又发展最快的一门学科。神经外科是外科学的分支，包括颅脑损伤、脑肿瘤、脑血管畸形、脊髓病变。神经外科又可分出颅底外科、脑内镜、功能神经外科等。下面以几台经典神经外科手术为例，介绍手术的护理配合。

一、颅内动脉瘤夹闭术的护理配合

颅内动脉瘤是当今人类致死、致残最常见的脑血管病。颅内动脉瘤是脑动脉上的异常膨出部分，指血管壁上浆果样的或先天性的突起，可能是血管先天性的缺陷或血管壁变性引起，通常发生在脑底动脉环的大血管分叉处。颅内动脉瘤分类：颈内动脉瘤（30%~40%）、前交通动脉瘤（30%）、大脑中动脉瘤（20%）、大脑后动脉瘤（1%）、椎基底动脉瘤（10%）。颅内动脉瘤夹闭术的原则是把动脉瘤排出到血液循环之外，使之免于再破裂，同时保持载瘤动脉的通畅，防止发生脑缺血。

（一）主要手术步骤及护理配合

1. 术前准备

患者行全身麻醉，手术体位为仰卧位，患侧肩下垫一小枕，头向右倾斜30°~45°，上半身略抬高，脑外科头架固定。双眼涂金霉素眼药膏并用眼贴膜覆盖保护，双耳塞干棉球保护，以免消毒液流入眼和耳内。头部手术皮肤消毒时，应由手术区中心部向四周涂擦，包括头部及前额。消毒范围包括手术切口周围15~20cm的区域。按照神经外科手术铺巾法建立无菌区域。

2. 主要手术步骤

（1）铺巾。按常规皮肤消毒铺巾。

（2）切开头皮。传递22号大圆刀切开皮肤，传递头皮夹，夹住皮肤切口止血。

（3）皮瓣形成。以锐性分离法将皮瓣沿帽状腱膜下游离，并向后翻开皮瓣。

（4）骨瓣形成。传递骨膜剥离器剥离骨膜，暴露颅骨，选择合适的钻孔部位，安装并传递气钻或电钻进行钻孔，并用铣刀铣开骨瓣。

（5）切开硬脑膜。打开硬脑膜前传递腰穿针行脑脊液引流；传递蚊氏钳提夹，11号尖刀切开硬脑膜一小口；传递解剖剪（又称"脑膜剪"）扩大切口，圆针0号慕丝线悬吊。

（6）游离载瘤动脉。传递显微弹簧剪刀切开蛛网膜，神经剥离子协助轻轻剥开；传递脑压板，其下垫脑棉牵开并保护脑组织；传递小号显微吸引器、双极电凝暴露肿瘤邻近的血管及神经组织，逐步游离载瘤动脉的近端和远端、瘤颈直至整个瘤体。

（7）确认和夹闭动脉瘤。根据情况选择合适的长度及角度的动脉瘤夹蘸水后，与施夹钳一同传递。

（8）切口缝合。逐层关闭切口，放置引流，骨瓣覆盖原处并使用连接片和螺钉固定，传递圆针慕丝线依次缝合颞肌筋膜、帽状腱膜，角针慕丝线缝合皮肤。

3. 术后处置

为患者包扎伤口，戴上弹力帽，注意保护耳郭避免受压。检查受压部位皮肤，固定引流管，护送患者入神经外科监护室进行交接。

（二）围手术期特殊情况及处理

1. 急诊手术的术前准备

接到急诊手术通知单，立即选择安排特别洁净或标准洁净手术室，联系急诊室或者病房做好术前准备，安排人员转运患者（病情危重的手术患者必须由手术医师陪同送至手术室）。

（1）环境准备。手术室温度保持在23～25℃，相对湿度保持在40%～60%。严格根据手术间面积控制参观人员，1台手术不得超过3名。

（2）特殊器械准备。显微持针器、显微弹簧剪刀、显微枪形镊、各种型号的显微吸引器、神经剥离子、各种型号动脉瘤夹及施夹钳、可调节吸引器、多普勒探头、多普勒血流测定仪。

（3）特殊物品准备。血管缝线、"纤丝速即纱"止血材料和3%罂粟碱溶液。

（4）辅助物品准备。准备带有腰穿针留置孔的手术床及两套负压吸引装置。

同时通知手术医师及麻醉医师及时到位，三方进行手术患者安全核查，保证在最短时间内开始手术。

2.腰椎穿刺术手术体位

术前腰穿留置针的操作应在全身麻醉后进行，避免刺激患者诱发动脉瘤的破裂出血。具体配合方法如下。

（1）调整体位。患者行全身麻醉后，巡回护士与手术医师、麻醉师一同缓慢地将手术患者翻转呈侧卧位，背齐床沿，头部和两膝尽量向胸部屈膝，腰背部向后弓起，使棘突间的椎间隙变宽，利于腰穿针进入鞘膜囊内，巡回护士站立于患者前面，帮助固定体位并保护患者以防坠床，配合麻醉师行腰穿。

（2）保护腰穿针头。完成腰穿留置引流后，立即用无菌小纱布保护腰穿针头，胶布固定，避免针芯脱落。

（3）确认腰穿留置针位置。手术医师、麻醉师共同将患者向床中央稍稍移动，其中一人用手轻抚腰穿针，巡回护士负责观察、确认腰穿留置针与手术床中央留置孔的位置相吻合后，共同将患者安置成仰卧位。

（4）术中监测。地面与手术床上留置孔的相应部位放置药碗（当腰穿针开放时可存取脑脊液）。加强巡视和检查，并按照要求进行相应特殊检查。

3.动脉瘤手术过程中的药物管理

对于手术台上使用的各种药物，巡回护士必须与洗手护士严格核对；无菌台上的术中用药，洗手护士必须加强管理，以防混淆或错用。

（1）药物标识规范。手术台上所有的药物及盛放药物的容器（包括注射器、药杯、药碗）必须有明确的标识，其上注明药物名称、浓度、剂量。

（2）杜绝混淆。无菌台上第一种药物未做好标识前，不可传递第二种药物至无菌台。

（3）特殊药物的配合。当需解除血管痉挛时，递显微枪形镊夹持含有3%罂粟碱溶液的小型脑棉湿敷载瘤动脉5分钟。

（4）严格区分放置。注射药、静脉输液、消毒液必须严格区分放置，标识清晰。外观相似或读音相近的药物必须严格区分放置。

4. 颅内动脉瘤过早破裂

颅内动脉瘤破裂是术中的危急情况，必须及时、恰当地处理，主要方法包括以下几种。

（1）指压法。巡回护士或台下医师协助压迫颈动脉，手术医师在颅内暂时阻断载瘤动脉，制止出血，同时处理颅内动脉瘤。洗手护士传递两只大号吸引器，手术医师迅速清除手术视野内的血液，找到动脉瘤破口，立即用其中一只吸引器对准出血点，迅速游离和处理动脉瘤。

（2）吸引器游离法。洗手护士传递大号显微吸引器，手术医师将动脉瘤吸住后，迅速夹闭瘤颈，该法适用于瘤颈完全游离，如使用不当可引起动脉瘤破口再次扩大。

（3）压迫止血法。洗手护士根据要求传递比破口小的锥形吸收性明胶海绵，手术医师将起头端插入动脉瘤破口处，并传递小型脑棉，在其外覆盖，同时传递小型显微吸引器轻压片刻后，迅速游离动脉瘤。

（4）双极电凝法。仅适用于颅内动脉瘤破口小且边缘整齐的情况下。洗手护士准确快速传递双极电凝镊，手术医师用其夹住出血部位，启动电凝，帮助止血。

5. 脑棉的使用和清点

神经外科手术风险大、难度高、手术时间长，脑棉的清点工作是神经外科手术护理的重点和难点，应按照以下方法进行。

（1）术前清点。术前洗手护士应提前洗手，保证充分的时间进行脑棉的清点和整理。由洗手护士和巡回护士两人共同清点脑棉，并记录于手术护理记录单上。清点脑棉时应特别注意，脑棉以10块1包装，每台手术以50块为基数。清点脑棉时需细致谨慎，应及时发现是否存在两块脑棉重叠放置的现象。此外，必须检查每一块脑棉的完整性，确认每一块脑棉上带有牵引线。

（2）术中管理。传递脑棉时，需将脑棉平放于食指的指背上或手背上，光面向前，牵引线向后。术中添加脑棉也必须及时清点并记录。添加脑棉时，同样以10块的倍数进行添加。术中严禁手术医师破坏脑棉的形状，如修剪脑棉或撕扯脑棉。巡回护士应及时捡起手术中掉落的脑棉并放至指定位置。

(3) 关闭脑膜前清点。必须确认脑棉的数量准确无误后方可关闭脑膜并记录。关闭脑膜后必须再次确认脑棉的数量准确无误并记录。

二、颅后肿瘤切除手术的护理配合

颅后肿瘤是指小脑幕下的颅后窝肿瘤，常见有小脑、脑桥小脑角区、第四脑室、斜坡、脑干、枕大孔区肿瘤等。经临床和影像学检查证实的颅后肿瘤，除非有严重器质性病变不宜开颅者，一般均应手术治疗，根据手术部位常采用正中线直切口、钩状切口、倒钩形切口。此节以最典型和最常用的枕下正中切口颅后窝开颅术为例说明手术入路及手术配合。

(一) 主要手术步骤及护理配合

1. 术前准备

患者行全身麻醉，手术体位为俯卧位，上半身略抬高，头架固定。双眼涂金霉素眼药膏并用眼贴膜覆盖保护，双耳塞棉花球保护，以免消毒液流入眼和耳内。头部手术皮肤消毒时，应由手术区中心部向四周涂擦。消毒范围要包括手术切口周围15~20cm的区域。按照神经外科手术铺巾法建立无菌区域。

2. 手术步骤

(1) 常规皮肤消毒铺巾。

(2) 切开头皮。传递22号大圆刀切开皮肤；传递头皮夹，夹住皮肤切口止血。

(3) 牵开肌层。传递骨膜剥离器分离两侧附着于枕骨的肌肉及肌腱，显露寰椎后结节和枢椎棘突；传递乳突拉钩或梳式拉钩用于牵开肌层。

(4) 骨窗形成。传递气钻或电钻在枕骨鳞部钻一孔，并传递鼻甲咬骨钳扩大骨窗，向上至横窦，向下咬开枕骨大孔，必要时咬开寰椎后弓。

(5) 切开并悬吊硬脑膜。传递蚊氏钳提夹，11号尖刀切开硬脑膜一小口，传递解剖剪扩大切口，圆针0号慕丝线悬吊。

(6) 肿瘤切除并止血。传递取瘤钳分块切取肿瘤，传递止血纱布进行止血。

（7）清点脑棉，缝合硬脑膜。

（8）切口缝合。逐层关闭切口，放置引流，严密缝合枕下肌肉、筋膜，缝合皮下组织和皮肤。

3.术后处置

为手术患者包扎伤口，戴上弹力帽，注意保护耳郭，检查受压部位皮肤，固定引流管，护送患者入复苏室进行交接。处理术后器械及物品。

（二）围手术期特殊情况及处理

1.小脑肿瘤切除术的术前准备

小脑手术部位深，手术复杂，对护理的配合要求高，因此，手术室护士应尽最大可能做好充分的手术准备。具体包括以下内容。

（1）环境准备。安排入特别洁净或标准洁净手术室，手术室温度保持在23℃～25℃，相对湿度保持在40%～60%。严格根据手术间面积控制参观人员，1台手术不得超过3名。

（2）特殊器械及物品准备。头架、气钻、显微镜、一次性显微镜套、超声刀、吸收性明胶海绵、骨蜡、电刀、"纤丝速即纱"、双极电凝、负压球、医用化学胶水、脑棉、显微弹簧剪、显微枪形剪、枪形息肉钳等。

（3）常规用品准备。术前了解患者病情、手术部位，根据患者的体型、手术体位等实际情况准备手术所需常规用品。

（4）抢救用品准备。充分估计术中可能发生的意外，提前准备好各种抢救用品。对出血比较多的手术如巨大脑膜瘤等，应事先准备两路吸引器。

2.患者俯卧位的摆放

摆放体位之前，巡回护士应做好充分的准备；将体位垫4～5个呈三角形放于手术床上，体位垫的大小选择根据手术患者的体型确定，体位垫上的布单应保持平整，无皱褶，无潮湿。

患者在推床上接受全身麻醉后，巡回护士脱去患者衣服，患者双臂放于身体两旁，用中单加以固定，防止在翻身时肩关节、肘关节扭曲受伤。然后巡回护士与手术医师、麻醉师同时将患者抬起缓慢翻转到手术床上呈俯卧位，注意其中手术医师托住者颈肩部和腰部，巡回护士托住患者臀部和窝部，麻醉师注意避免气管插管、输液管及导尿管脱落；同时应注意保持头、颈、胸椎在同一水平上旋转。翻转成功后巡回护士根据需要调整体位垫，保证胸腹悬空不受压，四肢处于功能位，全身各个部位得到妥善固定。

3. 术中观察

术中时巡回护士要密切观察患者生命体征的变化，观察患者四肢有无受压、静脉回流是否畅通等。注意保持静脉通路和导尿管的通畅，特别是因手术需要在手术进行中挪动患者体位或疑似患者体位有变动时必须立即检查。常规状态下每1~2小时观察一次。

4. 超声刀的连接和使用

脑外科专用超声刀设备较为昂贵，使用要求高，手术室护士应正确使用，以确保其发挥最大的效能。

(1) 超声刀使用流程。

(2) 脑外科专用超声刀使用前的操作要点包括：①先插上电源，连接踏脚和机器，打开机器开关。检查仪器是否完好。②吸引瓶内采用一次性带止逆阀吸引袋，并连接机器。③洗手护士正确无误地衔接好超声刀手柄电线、吸引管、冲洗管，并将三者合一，妥善固定，将其远端传递给辅助护士。巡回护士分别将超声刀插头、吸引管、冲洗管与机器相应插口及冲洗液连接。④巡回护士根据需要调节吸引力、超声频率、冲洗液流量至最合适的范围。

(3) 脑外科专用超声刀仪使用时的注意事项：①超声刀头置于安全稳妥的地方，刀头不可触及任何物品。②及时擦净超声刀头上的血迹并吸取生理盐水保持吸引头通畅。③当仪器处于工作状态时，手远离转轴。

(4) 脑外科专用超声刀使用后的注意事项：①脚踩踏脚开关，用超声刀头吸生理盐水200mL冲洗超声刀头中的管腔，然后关闭电源开关。②超声刀头用湿纱布擦拭干净，禁止放在含酶的消毒液中，应送环氧乙烷灭菌。③收好电源电线、踏脚开关等物件，吸引袋按一次性医疗废弃物处理。④登记使用情况。

5. 神经外科手术中显微镜的使用

显微镜是神经外科手术最为常用的仪器设备之一，护士应掌握正确的使用和维护保养方法，从而为患者提供安全的治疗，同时延长物品的使用寿命。

(1) 使用前的注意事项。①接通电源，连接视频线至彩色监视器，打开电源开关。②根据手术部位调整好助手镜的位置，打开显微镜开关。检查显微镜的各项功能，如聚焦、调整平衡等。调整目镜的屈光度数，使图像清晰度与助手镜和监视器一样。③拉直显微镜臂，用无菌显微镜套将显微镜套好。

（2）使用中的注意事项。①洗手护士在手术显微镜下配合手术时，要特别注意显示屏上显示的手术操作及进展，主动与主刀医师配合。②传递器械动作幅度要小，做到轻、稳、准。做到一手递，一手接，保证医师在接后即能用。③传递脑棉时，根据需要将不同大小的脑棉传递到医师的视野内。④做各种操作时绝对不可倚靠及碰撞手术床及显微镜底座，以免影响手术区域及操作。

（3）使用后的注意事项。①关闭手术显微镜光源，打开固定器，将显微镜推离手术区。②将手术显微镜镜臂收起，缩至最短距离，注意保护镜头。③关闭总电源，收好电源线和视频线，将手术显微镜放置原位，固定底座开关。④取下手术显微镜套后，应检查手术显微镜上有无血迹，清洁擦拭干净。⑤按要求在专用登记本上记录显微镜使用状况。

（4）保养的注意事项。①手术显微镜的镜头是整个机器的心脏，非常娇贵，所以每次使用后，要用镜头专用纸清洁镜头，禁用粗糙的物品擦拭，防止出现划痕，影响镜头的清晰程度。②勿用乙醇、乙醚等有机溶剂擦拭镜身，可用软布蘸水擦拭；各个螺丝和旋钮不要拧得过紧或过松。③关闭显微镜时，要先将调节光源旋钮旋至最小，再将光源电源关闭，最后关闭显微镜电源开关，以延长灯泡的使用寿命。④随时记录手术显微镜的使用情况、性能、故障及解决方法。⑤手术显微镜应放置于干净、干燥通风的地方，注意避免碰撞。⑥显微镜通常处于平衡状态，无特殊要求，不要轻易调节。⑦专人负责检查，设专用登记本，每次使用后需登记情况并签名。⑧每3个月由专业人员做一次预防性维修和保养，每年进行1次安全性检查。

第四节 五官科手术护理

口腔颌面外科是一门以外科治疗为主，以研究口腔器官（牙、牙槽骨、唇、颊、舌、腭、咽等）、面部软组织、颌面诸骨（上颌骨、下颌骨、颧骨等）、颞下颌关节、涎腺及颈部某些相关疾病的防治为主要内容的学科。口腔颌面外科具有双重属性，一方面，为了防治口腔颌面部疾病的需要，口腔颌面外科与口腔内科学、口腔正畸学、口腔修复学等有关学科不能完全分割；另一方面，由于它本身的外科属性，又与普外科学、整形外科学及内科学、儿科学等有着共同的特点与关联。

一、腭裂修复手术的护理配合

腭裂是一种常见的先天性畸形。腭裂不仅有软组织畸形，大部分腭裂患者还可伴有不同程度的骨组织缺损和畸形。腭裂修复术的目的是闭合裂隙，修复腭咽的解剖结构，达到正常的发育和发音效果。小儿腭裂手术时间是 1 岁半到 2 岁左右，同时需要体重在 12kg 以上，无发热、咳嗽、流鼻涕等现象，无心、肝、肾等系统性疾病。

(一) 主要手术步骤及护理配合

1. 术前准备

患者取仰卧位，垫肩，头后仰并放低，行全身麻醉。按照颌面部手术铺巾法建立无菌区，用三角针慕丝线固定气管导管。

2. 主要手术步骤

（1）切口。传递腭裂开口器及压舌板充分暴露手术野；做切口前用含肾上腺素的局部麻醉或生理盐水做局部浸润注射；传递 11 号刀片在两侧腭黏膜及裂隙边缘上做切口。

（2）剥离黏骨膜瓣。传递剥离器插入切口中将硬腭的黏骨膜组织全层完整翻开，传递肾上腺素纱布擦拭止血。

（3）游离血管神经束。传递长镊子及剥离器沿血管神经束深面进行剥离。

（4）分离鼻腔黏膜。传递剥离器，分离鼻腔黏膜与腭骨。

（5）缝合。传递圆针慕丝线分别缝合鼻腔黏膜、软腭部肌层及悬雍垂、软腭和硬腭黏骨膜。

（6）填塞创口。传递可吸收止血纱布或碘伏纱条填塞于松弛切口的创腔内。

3. 术后处置

转运患者途中严密监测患者神志、血压、心率、氧饱和度等生命体征；使用约束带及护栏，防止患者躁动，保障安全；与病房做好交接班。妥善处理术后器械及物品。

（二）围手术期特殊情况及处理

1. 腭裂手术的体位及小儿的手术体位的注意事项

（1）体位要求。肩、背部垫高，头部后仰，使口腔、气管、胸骨尽可能在同一平面，以使上腭立起，充分显露术野。

（2）放置方法。患者取仰卧位，肩、背部垫长枕，头部后仰，两侧用沙袋加以固定防止头部转动。

（3）小儿手术体位放置的注意事项。①小儿患者颈部较短，过高的长枕易使颈部过伸，腰背部拉伤，应使用合适高度的长枕而不是只注意后仰的程度。②放置此体位时颈后悬空，容易引发颈部损伤，应给予棉垫或无菌巾垫于颈后加以支撑。③小儿皮肤较嫩、肺泡发育不成熟、呼吸运动弱，因此安置体位时应做到动作轻柔，固定要安全牢固。

2. 术中防止小儿患者术中体温过低

（1）使用变温水毯。对于小儿患者且进行有可能出血较多的手术，术前应备好变温水毯。

（2）注意保暖。患儿进入手术室后立即给予加盖棉被，术前的各种操作要注意保暖，避免患儿长时间暴露。

（3）使用温热的补液。提前准备好温热的补液进行输液，防止因输入低温液体造成体温下降。

（4）注意观察。监测患者的生命体征及出血量，及时调整输液速度。

3. 有效地维护气道通畅

小儿呼吸道较短，固定相对困难，极易发生气管插管滑脱、扭曲等情况，应加强护理。

（1）术前用胶布将气管导管妥善固定于患者口腔一侧，在消毒、铺巾时，避免牵拉气管导管。

（2）手术开始前使用缝线将导管重新固定，防止手术操作时将导管带出。

(3) 术中及时清理口腔内的血液及分泌物，防止液体进入气道内。

(4) 术中避免挤压、牵拉气管导管，注意观察导管有无滑脱。

(5) 手术结束时不要拆除固定导管的缝线，直至拔管时才能拆除。

4. 术中吸引装置发生故障的处理

吸引装置能够及时吸出手术液的血液及分泌物，保持手术野清晰，对于手术非常重要。术前应配备两套吸引装置，并保证两套吸引装置均处于良好的工作状态。术中发生吸引装置故障应及时更换备用装置，保证手术顺利进行。若出现故障，及时排查故障原因，从 i 至 F 依次检查吸引管路，找出症结所在；如故障发生在吸引装置上，及时予以更换以保证其处于良好的工作状态；如故障发生在中心吸引管路内，应立即启用电动吸引装置以保证手术顺利进行。

二、腮腺切除手术的护理配合

腮腺位于两侧面颊部耳朵的下方，是人体最大的唾液腺。在口腔颌面部肿瘤中，涎腺肿瘤发病率较高。在不同的解剖部位中，腮腺肿瘤的发病率最高，占 80% 以上。

(一) 主要手术步骤及护理配合

1. 术前准备

患者取仰卧位，头偏向健侧，行全身麻醉。按照颌面部手术铺巾法建立无菌区，用三角针慕丝线或无菌贴膜固定气管导管于口腔，用小块挤干的消毒棉球填塞于外耳道内。

2. 主要手术步骤

(1) 设计切口。用无菌记号笔沿耳屏前绕过耳垂往下至下颌角做 "S" 形切口设计。

(2) 翻瓣。按切口设计，传递 22 号大圆刀切开皮肤，电刀切开皮下组织及阔筋膜；传递血管钳牵开皮瓣，电凝止血，直至显露腮腺前缘、上缘和下缘。

(3) 分离面神经主干及分支。传递血管钳钝性分离腮腺后缘与胸锁乳突肌寻找面神经总干，继续沿面神经总干钝性分离，传递组织剪，剪开腮腺组织，以暴露颞支和颈支，再向远心端解剖其余各分支，用慕丝线结扎，电凝止血。

（4）腮腺浅叶切除。传递解剖剪逐步将腮腺浅叶剪开、剥离直至完全分离，用慕丝线结扎腮腺导管。切除腮腺浅叶及肿物。

（5）处理伤口。传递 0.25% 氯霉素溶液及生理盐水冲洗伤口，电凝止血，放置引流管，逐层缝合伤口。

3. 术后处理

伤口加压包扎消除无效腔，固定引流管。

（二）围手术期特殊情况及处理

1. 保证患者手术部位正确

（1）术前核对。患者进入手术室前，由手术室巡回护士、病房护士与患者或患者家属进行双向沟通，包括核对患者姓名、性别、病区、床号、住院号、手术名称、手术部位、手术用物、皮肤准备情况等，与病区护士共同核对患者腕带上的信息。

（2）麻醉前核对。由麻醉医师、主刀医师及手术室护士对照病历牌及腕带进行三方核对，确保患者姓名、麻醉方式、手术方式、手术部位正确，并在三方核对单上签名。

（3）术后核对。患者离开手术室前，由麻醉医师、主刀医师及手术室护士对留置导管、有无病理标本、患者去向等进行核对，无误后患者才能离开手术室。

2. 术中细小物品的管理

口腔科手术经常使用细小的物品，手术室护士有责任加强管理，避免物品遗留体腔，重点做好以下工作。

（1）外耳道的护理。由于手术区域靠近外耳道，而耳道内无法彻底消毒，于是医师常会用一小块消毒棉球封闭外耳道，所以腮腺区手术除了常规需要清点的纱布、缝针外，还需将此消毒棉球列入清单范围，术中密切观察棉球是否仍在外耳道内，手术结束后及时提醒医师将棉球取出。

（2）缝针遗失。如术中发现缝针等细小物品掉落，巡回护士应立即捡起置于固定位置（如器械车第二层），方便术后核对。

（3）物品遗失。如术中用物不慎遗失，应立即寻找，并予以摄片，经医师读片，多方确认遗失的物品不在患者伤口内才能予以关闭伤口。

三、白内障超声乳化吸出联合人工晶体植入手术的护理配合

眼科手术由于眼的解剖、结构的精细复杂和生理功能的特殊性，体现了极强的专科性。此外精细手术器械的使用与显微镜下眼手术的普及，推动着眼科手术进入精细化、准确化和安全化的新阶段。下面以经典白内障手术为例，介绍眼科手术的护理配合。

晶状体为无色富有弹性的透明体，形态像双面凸透镜，位于玻璃体前表面与虹膜之间的前房内。晶状体分为前、后两面，相连部分称为赤道部；晶状体与睫状体相连的纤维组织称为悬韧带，维持晶状体的位置固定。

由于各种原因导致的晶状体混浊均称为白内障，分为先天性与后天性，后天性白内障是出生后因全身疾病或局部眼病、营养代谢异常、中毒及外伤等所致的晶状体混浊。白内障超声乳化吸出联合人工晶体植入手术是用一个具有超声震荡功能的乳化针，经过很小的切口伸入眼球内，乳化针头有规则地高频震荡在眼内把白内障击碎，并且乳化吸出晶状体核与皮质，保留晶状体后囊膜以便能植入人工晶状体这一过程。手术具有时间短、切口小、术后反应轻等优点，被广泛接受。

（一）主要手术步骤及护理配合

1. 术前准备

（1）器械及敷料准备。眼科器械、白内障显微器械及常用敷料包。

（2）仪器及特殊物品准备。白内障超声乳化仪、手术显微镜、超声乳化手柄、I/A（灌注/抽吸）手柄、人工晶体。

（3）消毒准备。首先巡回护士协助手术医师，用生理盐水进行手术眼的清洁冲洗，再用含消毒液的棉球依次由内向外、由眼睑向眼眶及外缘皮肤消毒两次。

（4）术前核对。手术室护士和手术医师共同核对手术患者身份、手术方式、手术部位、麻醉方式、植入人工晶体型号、有效期、手术部位标识。

2. 主要手术步骤

（1）牵开眼睑。传递开睑器牵开上下眼睑。

（2）切开透明角膜旁切口。传递角膜穿刺刀。

（3）做巩膜隧道切口。传递巩膜穿刺刀。

（4）注入黏弹剂。传递注有黏弹剂的注射器。

（5）撕囊。传递撕囊镊，撕囊针配合。

（6）水化分离。传递冲洗针头，缓慢注入平衡灌注液分离晶状体核、皮质。

（7）超声乳化。连接超声乳化导管和手柄，传递劈核器配合。

（8）清除晶状体残留皮质。将超声乳化仪调至注吸档，更换 I/A（灌注 / 抽吸）手柄。

（9）植入人工晶体。传递晶体植入镊和晶体植入器配合。

（10）水化封闭角膜切口。按需提供 10 号不可吸收缝线。

（11）覆盖切口。使用硝酸毛果芸香碱滴眼液或金霉素眼膏涂于术眼，依次覆盖眼垫和眼罩。

（二）围手术期特殊情况及处理

1. 术中白内障超声乳化仪的使用

（1）白内障超声乳化仪操作步骤。连接电源—打开主机、电源开关—选择对应的操作模板斗检查模板内超声能量、流速等是否符合要求斗连接超声，乳化手柄—安装超声，乳化管道—确认连接正确—打开进水管道的开关—进行机器自检—仪器进入"PHACO"工作状态。

（2）手术过程中使用白内障超声乳化仪及术后处理注意事项。①操作前确保外接电源电压与仪器的电源电压相符，防止突然断电对机器造成不必要的损伤。②灌注瓶的高度决定了术中相对灌注压和流速的大小，因此为保证术中眼内充盈，需要确保灌注流速大于流出流速，一般将灌注液调整至高于患者头部 60～70cm 的距离，术中随时根据需求调整高度，密切关注灌注液余量，不可空滴。③操作过程中，超声乳化仪的连接线及所有管道应妥善固定，不应弯曲或打结。④手术结束仪器清洁前先关闭电源，用湿抹布擦拭机身和脚踏，超声乳化手柄和配件用蒸馏水冲洗，以免发生阻塞，禁用超声清洗设备清洗手柄。⑤术后将超声乳化手柄连接线保持自然弯曲，呈圈状保存，勿过分弯曲打折。⑥超声乳化仪手柄及乳化针头应由专人定期维护、保养并记录。

2. 局部麻醉下的手术患者处理

(1) 完善术前评估

①心理评估：术前评估患者的精神状态是否适合进行局部麻醉。当患者由于高度紧张、忧虑或极易激动兴奋等精神状态导致不能配合麻醉和手术时，应及时和手术医师沟通，改变麻醉方式。

②基本情况评估：巡回护士术前对患者的基本情况进行充分评估。包括年龄、一般生命体征、过敏史、是否禁食、体重、焦虑或抑郁指数、慢性疾病史（包括咳嗽、颤抖等可能妨碍术中操作的症状）、药物治疗情况、是否能长时间承受手术体位及术中铺巾遮盖脸部。

③疼痛评估：巡回护士于术前评估患者痛阈及控制疼痛的能力。

(2) 信息支持

巡回护士术前给予患者充足的手术信息支持，包括手术全程中可预期的事件，如消毒、局部麻醉、身体位置的改变等；术中疼痛的程度和性质，并且指导患者学会缓解疼痛的方法；术后可能出现的症状和体征。

(3) 掌握局部麻醉药物的药理学理论

手术室护士必须对局麻用药护理有充分的药理学理论基础给予支持，能够识别局部麻醉药物的预期作用，及变态反应和毒性反应。手术团队应协作使局麻用药量尽可能减少，巡回护士应正确评估患者疼痛程度，手术医师应正确使用局部麻醉药的剂量，尤其是儿童患者或婴幼儿，必须严格按照体重计算局部麻醉药物的使用剂量，在注射局部麻醉药物时须缓慢、递增注射。

当大剂量局部麻醉药物被患者快速吸收时，可能会引起局部麻醉药物的毒性反应，常见的毒性反应包括患者自觉有金属味、舌唇麻木、耳鸣、头晕目眩、晕厥、意识模糊、视觉障碍、颤抖、癫痫、毒性反应初期的心动过速和血压升高、毒性反应后期的心动过缓和血压降低、室性心律失常、心搏停止、呼吸抑制。

（4）护理监测

巡回护士应对局麻患者进行手术全程的护理监测，包括心率和心律、呼吸频率、意识水平、局部麻醉药的用量、疼痛水平、对局部麻醉药物的反应等，一旦发现患者监测指标有明显改变，应及时报告手术医师。

（5）急救准备

当患者进行局麻时，手术房间内应备有常用急救药物、氧气装置、吸引装置、心肺复苏仪器等急救物品，以应对局部麻醉过程中可能出现的意外事件。

3.人工晶体植入物的管理

巡回护士妥善保管随患者一同带入手术室的人工晶体。术前巡回护士与手术医师应仔细核对术中可能用到的人工晶体。术中植入人工晶体前，巡回护士与手术医师再次共同核对手术患者、人工晶体类型、度数及术前植入物使用知情同意书。巡回护士必须严格核对人工晶体的灭菌有效期、外包装完整性，确认无误方能将人工晶体拆去外包装，传递给手术医师植入。人工晶体植入后，巡回护士应按照植入物登记的相关规定，将植入物标签存放于病例中，并记录植入物的相关信息。

第五节　心胸外科手术护理

心胸外科专业开创于20世纪初期，起步较晚但几十年来却是发展最快的外科学分支之一。胸心外科通常分为普通胸外科和心脏外科，普通胸外科治疗包括肺、食道、纵隔等疾病；心脏外科则是治疗心脏的先天性或后天性疾病。常见的先天性心脏病手术包括房室间隔缺损修补、肺动脉狭窄拓宽、法洛四联症矫治术和动脉导管未闭结扎术等；后天性心脏病手术包括瓣膜置换术、瓣膜成形术、冠状动脉搭桥术、带瓣管道置换术等；下面以几个经典的胸心外科手术为例，介绍手术的护理配合。

一、瓣膜病置换手术的护理配合

心脏瓣膜病是指心脏瓣膜结构（瓣叶、瓣环、腱索、乳头肌）的功能或结构异常导致瓣口狭窄及（或）关闭不全。常见的致病因素包括炎症、黏液样变性、退行性变、先天性畸形、缺血性坏死、创伤、梅毒、钙化、发育异常等。心脏瓣膜置换术是指在低体温麻醉下，通过外科手术切除病变瓣膜，使用人工心脏瓣膜替换的一种治疗方法。以下以二尖瓣置换术为例配合介绍。

（一）主要手术步骤及护理配合

1. 术前准备

患者入室前，巡回护士应先将凝胶体位垫和变温水毯放置于手术床上，其有防止压疮和体外循环恢复后升温的作用。患者取仰卧位，双手平放于身体两侧并使用中单将其保护固定。对患者行全身麻醉，巡回护士配合麻醉师进行动静脉穿刺；留置导尿管，并连接精密集尿袋。留置肛温探头进行术中核心体温的监测；巡回护士合理粘贴电极板，通常将电极板与患者轴线垂直地粘贴于臀部侧方肌肉丰富处，不宜粘贴于大腿处，以防术中进行股动脉、股静脉的紧急插管。切口周围皮肤消毒范围为：上至肩，下至髂嵴连线，两侧至腋中线。按照胸部正中切口手术铺巾法建立无菌区域。

2. 主要手术步骤

（1）经胸骨正中切口开胸。传递22号大圆刀切开皮肤，电刀切开皮下组织及肌层，切开骨膜；传递电锯锯开胸骨，并传递骨蜡进行骨创面止血。

（2）撑开胸骨。利用胸腔撑开器撑开胸骨显露胸腺、前纵隔及心包；传递无损伤镊夹持心包，配合解剖剪剪开，传递圆针7号慕丝线进行心包悬吊，显露心脏。

（3）建立体外循环。传递25cm解剖剪、无损伤镊、血管游离钳等游离上下腔静脉及升主动脉，配合插管荷包的制作及上下腔静脉和升主动脉插管，放置心脏冷停搏液灌注管，传递阻断钳阻断上、下腔静脉和主动脉，灌注停跳液（原理为含高浓度钾，导致心脏停搏），外膜敷冰泥保护心肌，直至心脏停止。

（4）显露二尖瓣。传递11号尖刀经房间沟切开左心房壁，心房拉钩牵开心房，显露二尖瓣。

（5）剪除二尖瓣及腱索。传递25cm解剖剪沿瓣环剪除二尖瓣及腱索，无损伤镊配合操作，同时准备湿纱布，及时擦拭解剖剪及无损伤镊上残留的腱索和组织。

（6）换人工瓣膜。传递测瓣器测定瓣环大小，选择大小合适的人工瓣膜，传递瓣膜缝合线缝合人工瓣膜。

（7）关闭切口，恢复正常循环。传递不可吸收缝线关闭二尖瓣切口和左心房切口。传递夹管钳，配合撤离体外循环，并传递不可吸收缝线或各种止血用品配合有效止血；开启变温水毯至38℃～40℃，调高手术间内温度，加温输注的液体或血液进行复温，待心脏跳动恢复、有力，情况改善，放置胸腔闭式引流管，传递无损伤缝线缝合并关闭心包，传递胸骨钢丝关胸及慕丝线缝合切口。

3.术后处置

为患者包扎伤口，及时加盖棉被进行保温。检查患者骶尾部、足跟等易发生压疮的皮肤，皮肤发红、破损等异常情况。固定胸腔引流管、导尿管，保持引流通畅，并观察引流液的色、量、质，加强管道护理，防止滑脱。协助麻醉师、手术医师小心谨慎地将手术患者转移至监护床上，转运途中严密监测血压、心率、心律、氧饱和度等生命体征。保障患者安全，与心外科监护室护士做好交接班。

（二）围手术期特殊情况及处理

1.调节手术患者体温

正常机体需高血流量灌注重要脏器，包括肾、心、脑、肝等，而机体代谢与体温直接有关，体温每下降7℃组织代谢率可下降50%，如体温降至30℃，则氧需要量减少50%，体温降至23℃时氧需要量则是正常的25%。在建立体外循环过程中需要降温，以降低需氧量，预防重要脏器缺血缺氧，提高灌注的安全性。降温程度根据病情、手术目的和手术方法等各种情况而定，可分为不同的类型。

（1）常温体外循环。适用于简单心脏畸形能在短时间内完成手术者。

（2）浅低温体外循环。适用于病情中等者，心内畸形不太复杂者。

（3）深低温微流量体外循环，适用于：①心功能差，心内畸形复杂者。②侧支循环丰富，心内手术时有大量回血者。③合并动脉导管未闭者。④升主动脉瘤或假性动脉瘤手术深低温停循环者。

(4) 婴幼儿深低温体外循环。适用于各种心脏复杂畸形。

(5) 成人深低温体外循环。主要适用于升主动脉及弓部动脉瘤手术。

体外循环通过与低温结合应用，可使体外循环灌注流量减少，血液稀释度增加，氧合器血气比率降低。手术室的降温/保温设备有空调、制冰机、恒温箱、水床、变温水毯及热空气动力装置等，通过这些设备，手术室护士可以达到调节和控制手术患者体温的目的。

2. 心脏复苏困难

进行体外循环后，手术患者发生心脏复苏困难原因很多，常见于心脏扩大、心肌肥厚、心功能不全及电解质平衡紊乱等。案例中的患者为二尖瓣狭窄患者，由于长时间的容量及压力负荷加重，且心功能基础较差，长时间的升主动脉阻断更加重了心肌的缺血缺氧损害，因此可能发生心脏复苏困难。

对于这样的患者，首先应给予积极处理措施，如实施电击除颤等，如果效果不佳则立即再次阻断主动脉，在主动脉根部灌注单纯温氧合血 5~10 分钟，由于血液不但能为受损的心脏提供充足的氧，而且能避免或减轻心肌的再灌注损伤；再次开放主动脉，一般即可自动复跳或经电击除颤后复跳。如多次除颤后仍不复跳则需再次阻断主动脉，灌注停搏液使心电机械活动完全停止，让心脏得以充分的休息，降低氧耗，为再次复跳做好准备。

3. 心脏复跳后因高血钾心搏骤停

心脏复跳后发生高钾血症的可能原因包括：肾排钾减少、血液破坏、酸中毒、摄入过多等，如心脏停搏液（含钾）灌注次数和容量过多，大量的血液预充等。高钾血症可使静息电位接近阈电位水平，细胞膜处于去极化阻滞状态，钠通道失活，动作电位的形成和传导发生障碍，心肌兴奋性降低或消失，兴奋—收缩耦联减弱，心肌收缩降低，从而发生心搏骤停。

(1) 胸内心脏按压。第一时间内迅速给予。胸内心脏按压方法可分为单手或双手心脏按压术，一般用单手按压时，拇指和大鱼际紧贴右心室的表面，其余4指紧贴左心室后面，均匀用力，有节奏地进行按压和放松，频率为 80~100 次/分。双手胸内心脏按压，用于心脏扩大、心室肥厚者，术者左手放在右心室面，右手放在左心室面，双手掌向心脏做对合按压，其余同单手法。切勿用手指尖按压心脏，以防止心肌和冠状血管损伤。

（2）胸内电除颤。巡回护士立即准备除颤仪及无菌除颤极板配合手术医师进行胸内除颤。首先打开除颤器电源，选择非同步除颤方式，继而选择电能进行充电；手术医师将胸内除颤电极板分别置于心脏的两侧或前后并夹紧，电击能量成人为 10~40J，小儿为 5~20J。

（3）复苏成功后，应配合麻醉师使用药物纠正低血压及电解质紊乱等，同时给予冰袋施行患者头部物理降温，同时将冰袋置于颈部、腋窝、腹股沟等大血管流经处进行体表降温，预防脑水肿等。

心跳恢复后，有可能再度停搏或发生心室纤维性颤动，巡回护士应严密观察患者生命体征。

二、小切口微创心脏手术的护理配合

传统心脏外科手术，多采用胸骨正中切口，部分采用左胸后外侧切口，但往往痛苦大、手术切口长。随着近年来心血管手术安全性的不断提高，小切口心脏手术渐趋盛行。小切口心脏手术的特点是切口美观、隐蔽、创伤小、出血少、恢复快、愈合好、畸形少、费用少等。但由于切口小，术中手术也显露较差，术前应明确诊断，严格掌握手术指征，同时对外科医师的手术操作技能也提出较高要求。本节以右腋下小切口微创房间隔缺损修补术为例介绍手术护理配合。

（一）主要手术步骤及护理配合

1. 术前准备

患者静脉复合麻醉伴行气管插管，体位在仰卧位的基础上右胸垫高，呈左侧 60° 半侧卧位，下半身尽量平卧，显露股动脉。右上肢屈肘悬吊于手术台支架上。摆放体位后，协助医师正确粘贴体外除颤板。切口周围皮肤消毒范围为：前后过中线，上至锁骨及上臂 1/3 处，下过肋缘。按照胸部侧卧位切口手术铺巾法建立无菌区域。

2. 主要手术步骤

（1）右前胸切口。即取右侧腋中线第二肋交点与腋前线第五肋间交点连线行约 5cm 切口，于腋前线第四肋进胸。传递 22 号大圆刀切开皮肤，电刀切开皮下组织及肌层，传递侧胸撑开器暴露切口。

（2）建立体外循环。传递无损伤镊、25cm解剖剪剪开心包并传递圆针慕丝线固定心包。传递血管游离钳游离上下腔静脉和主动脉并在主动脉根部做荷包缝合，插特定制作的长形带导芯的主动脉供血管。于右心耳部做荷包，并切开心耳插上腔静脉引流管；于右心房壁做荷包缝线，切开后插下腔静脉引流管。体外循环开始后，阻断升主动脉并于主动脉根部注入冷停搏液。

（3）暴露房间隔缺损。传递无损伤镊及无损伤剪，切开右心房，暴露房间隔缺损。

（4）修补房间隔缺损。如缺损较小，传递不可吸收缝线予以直接缝合；如缺损较大或位置比较特殊也可使用自体心包片或涤纶补片修补缺损。在缝合心房切口的同时排除右心房内气体，主动脉开放后心脏复跳。

（5）关闭切口。放置胸腔闭式引流管，传递三角针慕丝线固定，传递无损伤缝线缝合并关闭心包，传递慕丝线缝合切口。

（二）围手术期特殊情况及护理

1. 低龄患者如何进行术前准备

多数先天性心脏病患者需在儿时接受手术，因此必须加强以下几个方面的护理工作。

（1）做好心理护理，完善术前访视。对低龄患者关心爱护、态度和蔼，对家长解释病情和检查治疗过程，建立良好的护患关系，消除家长和低龄患者的紧张，取得理解和配合。全面了解低龄患者的基本情况，包括基础生命体征、皮肤准备情况、备血、配血和手术方案等。做好护理计划，儿童术前禁食10小时，婴幼儿禁食2小时。

（2）手术间及物品准备。手术间温度要保持恒定，对于10kg以下及术中需要深低温降温的低龄患者，术前应在手术床上铺好变温水毯，以便降温或复温时使用。10kg以下的手术患儿应用输液泵严格控制液体入量。准备好摆放体位时所需的适合患儿身高体重的体位摆放辅助用品。准备好适合患儿皮肤的消毒液，一般用碘伏进行消毒。

（3）器械准备。根据低龄患者的身高和体重，准备合适的患儿心脏外科器械，如患儿使用阻断钳等，同时由于从侧胸入路，术前需要准备侧胸撑开器及加长的心脏外科器械，方便术中使用。

2. 术中需要更换手术方式

术中病情突变、需要更换手术方式是非常紧急的情况，必须争分夺秒，以挽救患者的生命。

手术室护士应做好以下几个方面的工作。

（1）术前准备周全。首先手术室护士应在术前将各种风险可能考虑周全，并事先准备好各种可能使用的器械物品，如股动脉插管管道、各种规格的涤纶补片等。手术医师也应考虑手术方式改变或股动脉插管的可能，在消毒铺单时应扩大范围。

（2）及时供应器械。如需改变手术方式，紧急调用其他器械，手术室巡回护士应立即将情况向值班护士长汇报，同时积极联系其他手术房间或者专科护士寻找合适的器械或替代物品，并及时提供到手术台上供医师使用，尽量减少耗费时间，保证患儿安全。

3. 手术时间意外延长

手术时间意外延长可能导致非预期事件的发生，手术室护士必须及时调整和处理，最大限度保护患者及其家属。

（1）做好护理配合。手术室护士在整个手术过程应沉着冷静、全神贯注，预见性准备好下一步骤所需要的物品，配合手术医师尽量减少操作时间，降低手术对其他脏器损伤，减少手术并发症。

（2）预防性使用抗生素。常用的头孢菌素血清半衰期为1～2小时，为了保证药物有效浓度能覆盖手术全过程，当手术延长到3～4小时或失血量＞1500mL时，应追加一个剂量，预防术后感染。

（3）无菌区域的保证。手术时间意外延长如超过4小时，应在无菌区域内加盖无菌巾，手术人员更换隔离衣及手套等。

（4）加强体位管理。术中每隔30分钟检查患者的体位情况，对于容易受压部位应定时进行减压，保证整个手术过程中患者皮肤的完整性，肢体功能不受损。

（5）联系并告知相关部门。联系病房告知患者家属手术情况，安抚紧张情绪。告知护理排班人员。以便其做好工作安排。

第六节　泌尿外科手术护理

泌尿外科是处理和研究泌尿系统、男性生殖系统及肾上腺外科疾病的学科。涉及的脏器包括肾脏、肾上腺、输尿管、膀胱及前列腺等。下面以两个经典手术为例，介绍泌尿外科手术的护理配合。

一、单纯肾切除手术的护理配合

肾脏位置相当于第12胸椎至第3腰椎水平，右肾较左肾稍低1～2cm，右肾上极前方有肝右叶、结肠肝曲；内侧有下腔静脉、十二指肠降部；左肾前方与胃毗邻，前方有脾脏、结肠脾曲，脾血管和胰腺于肾的前方跨过；肾内侧缘有肾门，肾脏上内方有肾上腺覆盖。肾的被膜由外向内依次为肾筋膜、脂肪囊、纤维囊。

(一) 主要手术步骤及护理配合

1. 术前准备

术前备肾切除器械包和常用敷料包，准备高频电刀和负压吸引装置。待患者行全身麻醉后，医护人员共同将患者放置90°左侧卧位。手术医师进行切口周围皮肤消毒，范围为前后过腋中线，上至腋窝，下至腹股沟。手术画皮前巡回护士、手术医师和麻醉师三方对患者身份、手术方式、手术部位等手术信息，以及手术部位标识是否正确进行核对。

2. 主要手术步骤

(1) 经第12肋下切口进后腹膜。传递22号大圆刀切开皮肤；电刀切开各层肌层组织及筋膜，传递无损伤镊配合；传递解剖剪分离粘连组织。

(2) 显露肾周筋膜，暴露手术野。传递湿纱布和自动牵开器，撑开创缘。

(3) 暴露肾门。传递S拉钩牵开暴露；遇小血管或索带，传递长弯钳，解剖剪剪断，缝扎或结扎。

(4) 处理肾动脉、静脉。传递长直角钳游离血管，7号慕丝线套扎两道；传递长弯钳3把，分别钳夹血管，长解剖剪剪断，7号慕丝线结扎，小圆针1号慕丝线再次缝扎。

（5）分离肾脏和脂肪囊。传递长弯钳、长剪刀分离。

（6）处理输尿管上段，移除标本。传递长弯钳3把，分别钳夹输尿管，长解剖剪剪断，7号慕丝线结扎，小圆针1号慕丝线再次缝扎。

（7）放置引流管。传递负压球，角针4号慕丝线固定。

（8）关闭切口。圆针慕丝线依次关闭各层肌肉层及皮下组织；角针慕丝线缝合皮肤。

3. 术后处置

（1）术后皮肤评估。放置肾脏90°左侧卧位的患者，术后巡回护士应及时与手术医师和麻醉师一同将患者由侧卧位安全翻转至仰卧位，重点检查受压侧的眼部、耳郭、手臂、肩部和腋窝、髂嵴、膝盖及脚踝和足部的皮肤情况，该患者若是女性患者，还应重点检查患者的乳房有无被压迫或损伤。

（2）导管护理。巡回护士协助麻醉师妥善固定气管导管；妥善固定负压球和导尿管，避免负压球管道受压或折叠于患者身下，同时观察负压球中引流液的色、质、量和通畅情况。

（3）术后常规工作。根据医嘱运送患者入麻醉恢复室；放置肾脏标本。

（二）手术中特殊情况及处理

1. 肾脏90°左侧卧位，肾脏90°侧卧位与胸外科90°侧卧位的区别

待患者麻醉后，手术团队将患者身体呈一直线转成90°左侧卧位，使右侧朝上。放置凝胶头圈于患者头下，避免眼睛、耳朵受压。将患者右侧上肢放于搁手架上层，左侧上肢放于下层。同时于紧靠腋下处放置胸枕，防止臂丛神经受损。然后分别用安全带固定两侧上肢，松紧适宜，露出手指。注意保护患者的乳房，避免受压。将肾区（肋缘下3cm左右）对准腰桥，放置凝胶腰枕于脐下。于尾骶部和耻骨联合处分别放置大小髂托固定，并用小方枕保护。患者上方的右下肢伸直，下方的左下肢屈曲，并于两下肢接触处放置软垫，在膝部和踝部放置软垫垫高，固定下肢。

改变手术床的位置，同时放低床头和床尾，达到"折床"效果，使肾区逐渐平坦，便于手术操作。

与胸外科90°侧卧位相比，在放置肾脏90°侧卧位时，下肢的摆放为"上直下屈"，而放置胸外科90°侧卧位时下肢应为"上屈下直"。此外放置

肾脏 90° 侧卧位时尤其强调肾区必须对准腰桥。

在放置肾脏 90° 侧卧位后，巡回护士需要改变手术床使其达到"折床"效果。

2. 术中手术方式改为肾部分切除术

（1）术前。巡回护士应完善术前访视，与手术医师取得沟通，提前准备可能因手术方式临时调整而需要的特殊器械、缝针、止血物品等手术用品。同时手术室护士应熟悉肾部分切除术的适应证和禁忌证，掌握专科知识，提高临床判断能力。

（2）术中。洗手护士应密切关注手术进展，及时与主刀医师沟通，获知手术方式改变时，第一时间告知巡回护士，后者则迅速将特殊用物传递给手术台上使用。

（3）"单纯肾切除手术"改变为"肾部分切除术"时，应提供下列特殊器械、缝针等物品：血管阻断夹，用于临时阻断肾动静脉血流；钛夹钳和钛夹，用于切除肿瘤时，夹闭小血管；2 号或 3 号可吸收缝线，用于缝合肾实质、肾包膜；止血纱布、生物胶等，用于覆盖肾脏创面进行止血。

3. 关闭切口前，发现缺少纱布

巡回护士应第一时间告知手术医师及麻醉师清点数量发现错误，在得到肯定回复，患者情况允许条件下，暂停手术。洗手护士和手术医师共同在手术区域进行搜寻，包括体腔切口、无菌区及视力可及范围。巡回护士在手术区域外围进行搜寻，包括地面、纱布桶、一次性物品丢弃桶、生活垃圾桶等。

当遗失的物品找到时，巡回护士和洗手护士必须重新进行一次完整的清点，数量正确后告知手术团队，手术继续进行。

当遗失的物品未能找到时，巡回护士应汇报护士长请求支援，同时请放射科执行术中造影，并让专业放射学医师读片，确定患者体腔切口内无异物遗留，手术医师可关闭切口。

记录事件经过，包括所采取的所有护理措施及最终搜寻结果，并根据相关流程制度上报事件。

二、前列腺癌根治手术的护理配合

前列腺位于耻骨后下方、直肠前、尿道生殖膈上方，由围绕尿道周围的腺体和其外层的前列腺腺体所组成。盆腔筋膜包裹前列腺形成前列腺筋膜，而前列腺实质表面由结缔组织和平滑肌构成前列腺固有囊。在前列腺筋膜鞘和囊之间还有前列腺静脉丛。

近年来，随着我国社会老龄化现象日趋严重及食物、环境等的改变，前列腺癌发病率迅速增加。前列腺癌多数无临床症状，常在直肠指检、超声检查或前列腺增生手术标本中偶然发现。前列腺增生手术时偶然发现的Ⅰ期癌可以不做处理但需严密随诊。局限在前列腺内的第Ⅱ期癌可以行根治性前列腺切除术。第Ⅲ、Ⅳ期癌以内分泌治疗为主，可行睾丸切除术，必要时配合抗雄激素制剂。

(一) 主要手术步骤及护理配合

1. 术前准备

准备前列腺切除器械和常用敷料包。准备高频电刀、负压吸引装置和等离子 PK 刀。实施全身麻醉后，巡回护士将患者放置仰卧位，可根据手术要求于骶尾部垫一小方枕，腘窝处垫一方枕。手术医师进行切口周围皮肤消毒，范围为上至剑突，下至大腿上 1/3，两侧至腋中线。

2. 主要手术步骤

(1) 留置导尿管。传递无菌手套，留置双腔导尿管，并用小纱布固定。

(2) 经下腹部正中切口进腹。传递 22 号大圆刀切开皮肤；电刀切开皮下组织，分离腹直肌，打开筋膜，传递解剖剪和湿纱布配合。

(3) 清扫髂外血管处的淋巴结。台式拉钩暴露，传递无损伤镊和解剖剪进行清扫，遇血管传递钛夹闭合。清扫取下的淋巴结送病理检验。

(4) 暴露术野，分离筋膜。传递湿纱布垫于切口两侧，传递前列腺拉钩和大 S 拉钩暴露；传递无损伤镊、解剖剪，分离筋膜。

(5) 切断耻骨前列腺韧带，暴露耻骨后间隙。传递长弯钳、长解剖剪或等离子 PK 刀切断韧带；传递拉钩或自制纱布包裹卵圆钳进行暴露。

(6) 暴露、切断阴茎背深静脉。长弯钳、无损伤镊和解剖剪切断血管，可吸收缝线缝扎。

（7）切开尿道前壁，缝线悬吊备吻合。传递可吸收缝线于尿道远端悬吊5针。

（8）切断尿道，处理膀胱颈部及前列腺韧带和精囊，接取标本。传递PK刀进行离断。

（9）留置三腔导尿管，膀胱尿道吻合。传递持针器，配合将之前悬吊备用的无损伤缝针吻合尿道与膀胱颈相应的位置。

（10）冲洗膀胱。传递装有生理盐水的弯盘和针筒，冲洗膀胱内血块；与巡回护士一同连接膀胱冲洗液冲洗。

（11）放置负压引流管、关闭切口。传递负压球，角针慕丝线固定；传递圆针慕丝线依次缝合各层肌肉；角针慕丝线缝合皮肤。

3. 术后处置

（1）导管护理。巡回护士协助麻醉师妥善固定气管导管；妥善固定负压球，观察负压球中引流液的色、质、量和通畅情况；妥善固定三腔导尿管，轻轻向外牵拉，并牵引固定于大腿内侧，压迫膀胱颈部，同时观察集尿袋中尿液颜色是否有变化。

（2）术后皮肤评估。进行前列腺癌根治术的患者往往为老年患者，术后需要仔细检查患者的皮肤情况，尤其是骶尾部、足跟、肩胛骨、手臂、肘部和枕部的皮肤。

（3）术后常规工作。根据医嘱运送患者入麻醉恢复室，并进行特殊交接；放置髂外血管处清扫的淋巴结及前列腺标本。

（二）围手术期特殊情况及处理

1. 老年患者的围手术期处理

（1）完善术前对老年患者的护理评估。术前护理评估包含三个方面，分别是全身系统的基本指标（包括皮肤状况、心理状态、营养状态、日常活动能力等）、慢性疾病史（包括关节炎、白内障、老年性耳聋、尿路感染、循环系统疾病、骨质疏松、高血压、糖尿病等）和药物服用史（包括抗抑郁症药、阿司匹林、非甾体抗炎药、溴化物等）。

（2）防止老年患者坠床。年龄、慢性疾病、服用特殊药物、手术要求（摘除眼镜和助听器）、环境的陌生，均是引起老年患者围手术期坠床的高危因素，因此手术室护士必须全程看护，包括麻醉准备室、手术通道、麻醉恢复室等，并且提供护栏、约束带等防坠床工具。

（3）预防围手术期低体温的发生。由于减缓的新陈代谢和较低的基础体温，老年患者更易在围手术期过程中发生低体温，因此一系列的预防低体温措施必须给予提供，包括术前预热、升高室温、被动性保温（盖被、添加袜子）、主动性升温（使用变温水毯、热空气动力装置的使用）、加热补液等。

（4）预防压疮发生。老年患者的皮肤具有轻薄、干燥、容易起皱等特征。此外，年龄、慢性疾病等都是引起老年患者发生围手术期压疮的高位因素。因此手术室护士应对每一位老年患者进行压疮危险因素评估与皮肤检查。特殊体位使用的配件（软垫、凝胶垫）、适当按摩、维持皮肤干燥等。

（5）防止因手术体位造成损伤。由于老年患者多伴有骨质疏松症，在放置侧卧位或截石位的过程中，容易损伤腰椎或股骨头，引起骨折。因此手术室护士在放置侧卧位或俯卧位时，手术团队应协作使患者在体位更换过程中，始终保持整体躯干成一直线；在放置截石位时，应缓慢举起或放下双腿，同时避免髋关节过分地旋转。此外，由于老年患者皮肤较为脆弱，手术室护士在放置体位过程中，应避免皮肤有压迫、触碰或损伤。

（6）防止深静脉血栓发生。由于减缓的循环血流、降低的心排血量、脱水及低体温等，使老年患者成为围手术期发生深静脉血栓的高危人群。因此，手术室护士应在术前进行深静脉血栓风险评估，确定高危人群；术中预防性使用防深静脉血栓袜（TEDs）或使用连续压力装置（SCDs）主动防止血栓的形成。

（7）术后麻醉恢复室的关注点。老年患者术后生理与心理都随着年龄的增长而改变，因此麻醉护士应加强监测和护理，确保患者在恢复室中的安全与舒适，包括呼吸道的管理、循环系统改变的监测、出入量管理、正确评估意识和有效唤醒、疼痛管理与心理调适及皮肤的再次评估。

2. 等离子 PK 刀的使用和保养

（1）等离子 PK 刀的连接及操作步骤如下。正确放置机器及踏脚→接电源→打开总开关，机器自检→出现"Power on test 19"→打开面板开关显示"Selt Test"→显示"Connect PK cable"→连接线插入插孔→连接 PK 刀刀头→机器自动调节功率（开放性手术为70~80）→正确使用判断效果→拆卸PK刀刀头，拔除连接线→关闭面板开关，关闭总开关。

（2）等离子PK刀术中及术后的保养。手术过程中，洗手护士应正确将等离子PK刀刀头的连接线传递给巡回护士连接；术中应随时保持PK刀刀头干净、无焦痂，可使用无菌生理盐水纱布在每次使用后对刀头进行擦拭。手术结束后，洗手护士应完全拆卸PK刀的通道阀及可张开钳夹部，将其浸没于含酶清洗剂中10~15分钟，再用柔软的刷子在流动水下擦洗表面血迹，用高压水枪冲洗各关节和内面部位，用柔软的布料擦干，压缩空气吹干。在运输、包装、灭菌期间防止PK刀的连接线扭曲或打折，应顺其弧度盘绕。等离子PK刀应由专人负责保管与登记，每次使用等离子PK刀结束，均应登记使用情况。如术中发生使用故障应及时联系工程师进行检验和修复。

3. 携带心脏起搏器的患者电外科设备的使用

携带心脏起搏器入手术室的患者，可能由于术中电外科设备的使用干扰，引起心律失常、室颤甚至心脏停搏。

（1）术前应咨询心脏起搏器生产商及心内科医师相关注意事项，并请专业人员将心脏起搏器调节为非同步模式。

（2）术前巡回护士必须准备体外除颤仪于手术间，呈随时备用状态。

（3）术中提醒手术医师尽可能使用双极电凝；如果必须使用单极电刀，则尽可能使用最小功率，同时保证单极电刀与电极板放置的位置尽量接近，且两者在手术中使用位置尽量远离心脏起搏器，使电流回路不经过起搏器和心脏。术中严禁在接触患者之前触发单极电刀开关。术中手术团队应使电外科设备的连接线尽量远离心脏起搏器和起搏电极导线。

（4）术中巡回护士应采取保暖措施，防止患者因环境温度低而出现寒战，使起搏器对肌电感知发生错误，导致心律失常。

（5）对于携带心脏起搏器的患者，巡回护士应该在单极电刀使用过程中密切监测心电图情况，包括心率、心律、心电波形等，发现异常情况立即和手术医师、麻醉师沟通。

第七节　骨科手术护理

由于交通意外、工业和建筑业事故、运动损伤的增多以及人口老龄化、各种自然灾害等因素，导致高危、复杂的创伤越来越多。如果伤者得不到及时、有效的处理和治疗，将导致患者的终身残疾，甚至死亡，这将给患者本人、家庭、社会带来沉重的负担。骨科在解剖学、生物力学和生物材料学研究的基础上，对手术方式、内固定材料不断进行新的尝试；近年来国内外信息、学术交流频繁。同时，高清晰度的 X 线片、CT、MRI 在骨科领域被广泛应用，使得骨科手术技术不断更新、变化、提高。下面介绍两例常见骨科手术的护理配合。

一、髋关节置换手术的护理配合

股骨颈骨折、髋关节脱位、髋臼骨折、股骨头骺滑脱等髋关节骨折的病例中，最常见的并发症为创伤导致的血供中断，导致股骨头缺血性坏死。股骨头缺血性坏死进一步发展，会出现软骨下骨折、股骨头塌陷，最终导致严重的骨性关节炎。患者丧失生活和劳动能力。全髋关节置换术用于治疗股骨头缺血性坏死晚期继发严重的髋关节性关节炎患者，临床取得积极的效果，目前已成为治疗晚期股骨头坏死的标准方法。

（一）主要手术步骤及护理配合

1. 术前准备

患者取 90° 侧卧位，行全身麻醉或椎管内麻醉。切口周围皮肤消毒范围为：上至剑突、下过膝关节，两侧过身体中线。按照髋关节手术铺巾法建立无菌区域。

2. 手术主要步骤

（1）显露关节囊。髋关节外侧切口，传递 22 号大圆刀切开皮肤，电刀止血，切开臀中肌、臀外侧肌，显露关节囊外侧。

（2）打开关节囊。电刀切开，传递有齿血管钳夹，切除关节囊。传递"S"形拉钩和 HOMAN 拉钩牵开，充分暴露髋关节，并暴露髋臼。

（3）取出股骨头。股骨颈与大转子移行部用电锯离断股骨颈，用取头器取出股骨头，取下的股骨头用生理盐水纱布包裹保存，以备植骨。

（4）髋臼置换。①削磨髋臼：将合适的髋臼磨与动力钻连接好递给术者，髋臼锉使用顺序为由小到大；削磨髋臼至髋臼壁周围露出健康骨松质为止，冲洗打磨的骨屑并吸引干净，使用蘑菇形吸引可有效防止骨屑堵塞吸引管路。②安装髋臼杯假体：选择与最后一次髋臼锉型号相同的髋臼杯，将髋臼杯安装底盘与螺纹内接杆连接，完成整体相连；将髋臼杯置于已锉好的髋臼中心，角度一般为45°；调整角度，将髋臼杯旋入至髋臼杯顶部使其完全接触；关闭髋臼杯底部三个窗口，用打入器将与髋臼杯型号一致的聚乙烯臼衬轻扣入内，并检查臼衬以确保其牢固性。

（5）股骨假体置换。①扩髓：内收外旋患肢，用 HOMAN 拉钩暴露股骨近端，用开髓器贴近股骨后方骨皮质开髓；将髓腔锉与滑动锤连接，用滑动锤打入髓腔锉，直至髓腔锉与骨皮质完全接触。在整个扩髓过程中，使用髓腔锉原则为由小到大，逐渐递增地进行使用。②安装假体柄：用轴向打入器将假体试柄打入股骨干髓腔内；安装合适的试头；复位器复位；确定假体柄、假体头的型号后逐一取出假体试头、假体试柄；冲洗髓腔并擦干。③安装假体：将与试柄型号相同的假体打入髓腔（方法同安装试柄、试头），假体进入后进行患肢复位，检查关节紧张度和活动范围。注意在置换陶瓷头的假体时必须使用有塑料垫的打入器，以免打入时损坏陶瓷头。④缝合伤口：缝合伤口前可根据实际情况在关节腔内和深筋膜浅层放引流管，然后对关节囊、肌肉层、皮下组织、皮肤等进行逐层缝合。

3.术后处置

为患者擦净伤口周围血迹并包扎伤口，检查皮肤受压情况，固定引流管，护送患者入复苏室，并进行交接。处理术后器械及物品。

（二）围手术期特殊情况及处理

1.对全髋置换的手术患者进行风险评估

股骨头缺血性坏死的疾病有一个渐进的演变过程，患者大多为高龄老人，又有功能障碍或卧床史，术中可能出现各种并发症，甚至心跳呼吸骤停，所以要对患者进行风险评估，评估重点内容如下：①有无皮肤完整性受损的风险。②有无下肢静脉血栓形成的风险。③有无坠床的风险。④有无假体脱位的风险。

2. 防止髋关节术的手术部位错误

髋关节为人体左右侧对称部位，易发生手术部位错误的事故。故在全髋关节置换术前必须严格实施手术部位确认，具体措施如下。

（1）手术图谱。术前主刀医师根据影像诊断与患者及其家属共同确认手术部位，并在图谱的相应部位做好标识，让患者及家属再次确认后，在图谱的下方签名。

（2）标识部位。术前谈话时，在手术图谱确认后，主刀医师用记号笔在患者对应侧的手术部位画上标识。

（3）术前核对。巡回护士与主刀医师、麻醉师共同将手术图谱和患者肢体上手术部位标记进行核对，同时，让可以配合的患者口述手术部位。任何环节核对时如有不符，先暂停手术，必须核对无误后再行手术。

3. 对外来器械进行管理

用于髋关节置换的特殊工具和器械由医疗器械生产厂家提供，不归属于医院，属于外来器械。如果对于外来器械疏于管理，必将造成患者术后感染等一系列严重的并发症，这对于患者和术者都无疑是"一场灾难"。外来器械送入手术室后，必须严格按照外来器械使用流程进行管理，包括外来器械的准入、接收、清洗、包装、灭菌和取回。每一环节都应严格按照相关流程执行。

4. 预防髋关节假体脱位

手术团队人员掌握正确的搬运方法是杜绝意外发生的关键。若未按常规搬运方法搬运全髋关节置换术后的患者，会造成患者的假体脱位。

（1）团队分工。麻醉师负责头部，保证气管插管的通畅；手术医师负责下肢；巡回护士负责维持引流管路，防止滑脱；工勤人员负责平移手术患者至推床。

（2）要求。患者身体呈水平位移动，双腿分开同肩宽，双脚外展呈"外八字"。避免搬运时手术患者脚尖相对，造成假体脱位。

二、下肢骨折内固定手术的护理配合

骨折的患者往往有外伤史，详细了解患者受伤的时间、地点、受伤的力点、受伤的方式（如高空坠落、车祸撞击、运动损伤、跌倒等）、直接还是间接致伤、闭合性还是开放性伤口及伤口污染程度等可以协助诊断，对采取合适的治疗方法起着决定性作用。患者无论发生在骨、骨骺板或关节等处的骨折，都包含骨皮质、骨小梁的中断，同时伴有不同程度的骨膜、韧带、肌腱、肌肉、血管、神经、关节囊的损伤。骨折的诊断主要依据病史、损伤的临床表现、特有体征、X 线片。在诊断骨折的同时要及时发现多发伤、合并伤等，避免漏诊。

（一）主要手术步骤及护理配合

1. 术前准备

（1）体位与铺单。患者采取全身麻醉，仰卧位，消毒范围为伤侧肢体，一般上下各超过一个关节，按下肢常规铺巾后实施手术。

（2）创面冲洗。为防止感染，必须对创面进行重新冲洗；常规采用以下消毒液体。①0.9%生理盐水：20000～50000mL，冲洗的液体量视创面的洁净度而定，不可使用低渗或高渗的液体冲洗，以免引起创面组织细胞的水肿或脱水。②过氧化氢（H_2O_2）溶液：软组织、肌肉层用 H_2O_2 溶液冲洗，使 H_2O_2 溶液与肌层及软组织充分接触，以杀灭厌氧菌。③灭菌皂液：去除创面的油污。

（3）使用电动空气止血仪。正确放置气囊袖带，并操作电动空气止血仪，压迫并暂时性阻断肢体血流，达到最大限度制止创面出血并提供清晰无血流的术野，同时防止因电动空气止血仪使用不当而造成患者的损伤。

2. 主要手术步骤

（1）暴露胫骨干。传递 22 号大圆刀切开皮肤，电刀切开皮下组织、深筋膜，暴露胫骨干。

（2）骨折端复位。清理骨折端血凝块，暴露外侧骨折端；点式复位钳两把提起骨折处两端，对齐进行骨折端复位。

（3）骨折内固定。①选择器械：备齐钢板固定需要的所有特殊器械，

②选择钢板：选择合适钢板，折弯成合适的角度。③固定钢板：斜面骨折处采用拉力螺钉起固定作用，依次采用钻孔、测深、螺丝钉钻孔、上螺丝固定几个步骤。④缝合伤口：冲洗伤口，放置引流，然后对肌肉层、皮下组织、皮肤等进行逐层缝合。

（二）围手术期特殊情况及处理

1. 用空气止血仪减少伤口出血

空气止血仪具有良好的止血效能，如伤口依旧出血不止，则应按照上述规定，检查仪器的使用方法是否正确、运转是否正常等。

（1）袖带是否漏气。因为一旦漏气，空气止血仪的压力就会下降，止血仪将压迫肢体表浅的静脉，但深层的动脉未被压迫，这样导致患者手术部位的出血要比不上止血带时更多。此时，应该更换空气止血仪的袖带，重新调节压力、计算时间。

（2）开放性创伤时袖带是否正确使用。开放性创伤的肢体在使用空气止血带前一般不用橡胶弹力驱血带，因此手术开始划皮后切口会有少量出血，这是正常现象。为了减少出血，可先抬高肢体，使肢体静脉血回流后再使用空气止血带。

2. 术中电钻发生故障的原因

电钻发生故障的原因较多，手术室护士可采取以下方法进行排除，必要时更换电池或电钻，以便手术顺利进行。

（1）电池故障。①电池未及时充电或充电不完全。②电池使用期限已到，未及时更换以致无法再充电。③电池灭菌方法错误造成电池损坏。

（2）电钻故障。①钻头内的血迹未及时清理，灭菌后形成血凝块，增加电钻做功的阻力，降低钻速。②操作不当，误碰到保险锁扣，电钻停止转动。③电钻与电池的接触不好。

3. 有效防止螺旋钻头意外折断

手术医师在使用电钻为固定钢板的螺钉钻孔时，可能会出现螺旋钻头断于患者体内的情况，这不仅浪费手术器材，而且会损伤手术患者。为防止此类事件，洗手护士应该做到以下几点。

（1）术前完成钻头的检查。①钻头的锋利程度。②钻头本身是否有裂缝或损坏。③钻头是否发生弯曲变形。

（2）使用套筒。使用钻头钻孔时必须带套筒，防止钻头与患者的骨皮质成角而发生断裂。

（3）防止电钻摩擦生热。使用电钻钻孔时，洗手护士应及时注水，以降低钻头与骨摩擦产生的热量，这样既可有效防止钻头断裂，又可降低钻孔处骨的热源性损伤。

第四章 内科常见疾病的护理

第一节 急性气管—支气管炎

一、急性气管－支气管炎概述

急性气管－支气管炎是由生物、物理、化学刺激或过敏等因素引起的气管－支气管黏膜的急性炎症。临床主要症状有咳嗽和咳痰。常见于寒冷季节或气候突变时，也可由急性上呼吸道感染蔓延而来。

气管－支气管黏膜充血水肿，淋巴细胞和中性粒细胞浸润，同时伴有纤毛上皮细胞损伤、脱落；黏液腺体肥大、增生。合并感染时分泌物呈脓性。

二、护理要点

(一)基础护理

(1)环境与休息。保持室内清洁、空气流通及适宜的温湿度，为患者提供安静、整洁、舒适的病房环境。维持合适的室温（18℃～20℃）和相对湿度（50%～60%），以充分发挥呼吸道的自然防御功能。

(2)饮食护理。急性气管－支气管炎患者常因发热、咳嗽使能量消耗增加，应给予高蛋白、高维生素、足够热量的饮食。注意患者的饮食习惯，避免油腻、辛辣等刺激性食物。如患者无心肾功能障碍，应鼓励患者多饮水，使患者每天饮水量为1.5～2L，有利于呼吸道黏膜的湿润和病变黏膜的修复，利于痰液稀释和排出。鼓励患者多饮水，给予营养丰富的食品，避免刺激性食物和饮料。

慢性咳嗽者，能量消耗增加，应给予高蛋白、高维生素、足够热量的饮食。注意患者的饮食习惯，避免油腻、辛辣刺激食物，影响呼吸道防御能力。每天饮水 1500mL 以上，足够的水分可保证呼吸道黏膜的湿润和病变黏膜的修复，利于痰液稀释和排出。

（3）保持口腔清洁。由于急性气管－支气管炎患者常伴有咳嗽、发热、痰多且黏稠，咳嗽剧烈时引起呕吐等，故要保持口腔卫生，预防感染，增加舒适感，增进食欲。

（4）发热护理。低热不需特殊处理，体温在 38.5℃以上时可采用物理降温或药物降温措施，以逐渐降温为宜，防止大量出汗而虚脱。儿童要预防惊厥，不宜用阿司匹林或其他解热药，以免大汗、脱水和干扰热型观察。患者出汗时，及时协助患者擦汗、更换衣服，避免受凉。给予能提供足够热量、蛋白质和维生素的流质或半流质饮食，以补充高热引起的营养物质消耗。

（二）咳嗽咳痰护理

咳嗽剧烈者予以止咳药，痰液黏稠不易咳出者，可以通过包括深呼吸、咳嗽、胸部叩击、体位引流和机械吸痰等胸部物理治疗措施促进痰液排出。

（1）有效咳嗽。有效咳嗽的作用在于加大呼吸压力、增强呼气流速以提高咳嗽的效率，适用于神志清醒、一般状况良好、能够配合的患者。指导患者掌握正确有效的咳嗽方法。

（2）气道湿化。适用于痰液黏稠不易咳出者。气道湿化包括湿化治疗和雾化治疗两种方法。

（3）胸部叩击。胸部叩击是一种借助叩击所产生的振动和重力作用，使滞留在气道内的分泌物松动，并移行到中心气道，最后通过咳嗽排出体外的胸部物理治疗方法。该方法适用于久病体弱、长期卧床、排痰无力者。

（4）体位引流。体位引流是利用重力作用使肺、支气管内分泌物排出体外的胸部物理疗法之一，又称重力引流。适用于肺脓肿、支气管扩张症等有大量痰液排出不畅时。

（5）机械吸痰。适用于痰液黏稠无力咳出、意识不清或建立人工气道者。

（6）指导患者正确留取痰标本。

第二节　支气管扩张

一、支气管扩张概述

支气管扩张是指近端中等大小支气管由于管壁的肌肉和弹性成分的破坏，导致其管腔形成异常的、不可逆性扩张、变形。本病多数为获得性，多见于儿童和青年。大多继发于急、慢性呼吸道感染和支气管阻塞后，患者多有童年麻疹、百日咳或支气管肺炎等病史。临床特点为慢性咳嗽、咳大量脓痰和（或）反复咯血。近年来随着卫生条件的改善和营养的加强，抗菌药物的早期应用，以及麻疹、百日咳疫苗预防接种的普及，由于儿童期感染引起的支气管扩张已明显减少。

（一）护理目标

（1）患者能正确进行有效咳嗽，采取胸部叩击等措施，达到有效的咳嗽、咳痰。

（2）患者能保持呼吸道通畅，及时排出痰液和气道内的血液，不发生窒息危险。

（3）患者能认识到增加营养物质摄入的重要性，并能接受医务人员对饮食的合理化建议。

（4）患者能表达其焦虑情绪，焦虑减轻，能配合治疗和康复。

（二）实施与护理

1. 生活护理

患者居室应经常通风换气，换气时注意保护患者避免受凉。室内温湿度适宜，温度保持在22℃～24℃，相对湿度保持在50%～60%，保持气道湿润，利于纤毛运动，维护气道正常的廓清功能。因患者慢性长期咳嗽和咳大量脓性痰，机体消耗大，应进食营养丰富的饮食，特别是供给优质蛋白，如蛋、奶、鱼、虾、瘦肉等。加强口腔护理，大量咳痰的患者，口腔内残有痰液，易发生口腔感染及口腔异味，因此，应嘱患者随时漱口，保持口腔清洁。

2.心理护理

应为患者提供一个良好的休息环境，多巡视，关心患者，建立良好的护患关系，取得患者的信任，告知患者通过避免诱因，合理用药可以控制病情继续进展，缓解症状。相反，焦虑会加重病情。并告知家属尽可能地陪伴患者，给予患者积极有效的安慰、支持和鼓励。

3.治疗配合

(1)病情观察

慢性咳嗽、咳大量脓性痰、反复咯血、反复肺部感染是支气管扩张的主要临床表现，痰量在体位改变时，如起床时或就寝后最多每日100～400mL，痰液经放置数小时后可分三层，上层为泡沫，中层为黏液，下层为脓性物和坏死组织，当伴有厌氧菌感染时，可有恶臭味。有50%～70%支气管扩张患者有咯血症状，其咯血量差异较大，可自血痰到大咯血，应注意观察，及时发现患者有无窒息的征兆。

(2)体位引流

①应根据病变的部位和解剖关系确定正确的体位。通过调整患者的体位，将患肺置于高位，引流支气管开口向下，以利于淤积在支气管内的脓液随重力作用流入大支气管和气管而排出。病变位于上叶者，取坐位或健侧卧位。病变位于中叶者，取仰卧位稍向左侧。病变位于舌叶者，取仰卧位稍向右侧。病变位于下叶尖段者，取俯卧位。

②体位引流每日2～4次，每次15～20分钟，两餐之间进行。如痰液黏稠可在引流前行雾化吸入，并在引流时用手轻叩患者背部，使附于支气管壁的痰栓脱落，促进引流效果。

③引流过程中注意观察患者反应，如发现面色苍白、出冷汗、头晕、脉率增快、血压下降及有无大咯血等，应立即停止引流，并采取相应措施。

(3)咯血的护理：根据咯血量临床分为痰中带血、少量咯血（<100mL/d）、中等量咯血（100～500mL/d）或大量咯血（>500mL/d，或1次300～500mL）。

①咯血量少者适当卧床休息，取患侧卧位，以利体位压迫止血。进食少量温凉流质饮食。

②中等或大量咯血时应严格卧床休息，应用止血药物，必要时可经纤维支气管镜止血，或插入球囊导管压迫止血。

③大量咯血时取侧卧或头低足高位，预防窒息，并暂禁食。咯血停止后进软食，忌用咖啡、浓茶等刺激性食品。备好抢救物品及各种抢救药物。

④观察再咯血征象，如患者突感胸闷、气急、心慌、头晕、咽喉部发痒、口有腥味并烦躁、发绀、神色紧张、面色苍白、冷汗、突然坐起，甚至抽搐、昏迷、尿失禁等，提示再咯血的可能。应立即置患者于头低足高侧卧位，通知医师并准备抢救。大咯血时可因血块堵塞大气管而致窒息或肺不张，故须立即将口腔血块吸出，抽吸同时辅以轻拍背部，使气管内的血液尽快进入口腔。

4. 用药护理

合并严重感染时可根据细菌药敏选用抗生素，用法用量应遵医嘱，并及时观察药物过敏反应、毒副作用。局部用药，如雾化吸入，及时协助患者排出痰液。咯血患者常规留置套管针，建立有效的静脉通路。大咯血时遵医嘱应用止血药，如垂体后叶素，用药过程中注意观察止血效果和不良反应，如发现患者出现心慌、面色苍白、腹痛等，除通知医师外立即减慢滴速。及时给予氧气吸入，备好抢救物品。如吸引器、简易呼吸器、气管插管、呼吸机、急救药品等。

5. 健康教育

（1）患有其他慢性感染性病灶，如慢性扁桃体炎、鼻窦炎、龋齿等患者，应劝其积极治疗，以防复发。

（2）指导患者有效咳嗽进行体位排痰，可指导患者将以往确定的病变肺叶和肺段置于高位，引流支气管开口向下，使痰液顺体位流至气管，嘱患者深呼吸数次，然后用力咳嗽将痰液咳出，如此反复进行。

（3）指导患者和家属了解疾病的发生、发展和治疗、护理过程及感染、咯血等症状的监测。

（4）嘱患者戒烟，注意保暖，预防感冒，并加强体育锻炼，增强机体免疫力和抗病能力。

（5）建立良好生活习惯，养成良好的心态，防止疾病进一步发展。

第三节　原发性高血压

一、原发性高血压概述

原发性高血压是以血压升高为主要临床表现、伴或不伴有多种血管危险因素的综合征，通常简称为高血压病。原发性高血压是临床最常见的心血管疾病之一，也是多种心、脑血管疾病的重要危险因素，长期高血压状态可影响重要脏器如心、脑、肾的结构与功能，最终导致这些器官的功能衰竭。原发性高血压应与继发性高血压相区别，后者约占5%，其血压升高只是某些疾病的临床表现之一，如能及时治疗原发病，血压可恢复正常。

二、护理评估

(一) 评估病史资料

(1) 患者有无家族遗传性高血压病史，有无糖尿病、高血脂、冠心病、脑卒中或肾病家族史，有无长期精神紧张、吸烟、饮酒过度、肥胖、长期食盐过多。

(2) 根据患者临床表现和症状，评估有无潜在并发症的危险。

(3) 评估影响高血压病程及疗效的个人心理、社会和环境因素，包括家庭情况、工作环境及文化程度。

(4) 测量血压。必要时测量双下肢血压，计算体重指数，测量腰围及臀围，检查眼底，观察有无 Cushing（皮质醇增多症）面容、神经纤维瘤性皮肤斑、甲状腺功能亢进性突眼症、下肢水肿；听诊颈动脉、胸主动脉、腹部动脉及股动脉有无杂音；甲状腺触诊，心肺检查，肾大，四肢动脉搏动情况，神经系统检查。

(二) 判断危险因素

(1) 有高血压急症的危险，包括高血压脑病、颅内出血、急性心肌梗死、急性左心衰竭伴肺水肿、不稳定性心绞痛、致命性动脉出血或主动脉夹层动脉瘤等。

（2）有意外伤害的危险。

（三）预防性护理措施

（1）对潜在高血压急症的护理措施。①患者应入住监护室，持续监测血压和尽快应用合适的降压药。首选静脉降压药，降压目标是1小时使动脉压迅速下降，但下降幅度不超过25%；在2~6小时血压降至160/100~110mmHg。防止血压过快降低引起肾、脑或冠状动脉缺血。如果降低的血压水平可耐受且临床情况稳定，在24~48小时逐步降低血压达到正常水平。②严密监护生命体征和神志，及时发现高血压急症各类的临床表现。当血压 >180/120mmHg 伴即将发生或进行性靶器官损害，需要立即卧床休息，严密观察病情，持续监测血压，尽快应用适合的降压药物并进行有针对性的护理措施。

（2）预防意外伤害的发生。①评估患者有无发生坠床的危险。嘱患者起床或体位变化时避免用力过猛、突然变换体位，床上排尿，协助患者生活护理，加用床挡，避免坠床。②避免潜在的危险因素。如剧烈运动、迅速改变体位、活动场所光线昏暗、病室内有障碍物、地面湿滑等。③警惕体位性低血压反应。使用降压药后如有晕厥、恶心、乏力，立即平卧，采取头低足高位，增加脑部血流量；如有头晕、眼花、耳鸣等症状时应卧床休息。

三、观察与护理

（一）一般护理

1. 病室环境

为患者提供一个安静、温湿度适宜的诊疗环境，衣服整洁宽松。

2. 休息

早期高血压患者可以参加工作，但不要过度疲劳，坚持适当锻炼，如骑自行车、跑步、做体操、打太极拳等。要保证充足的睡眠，保持心情愉悦，避免精神激动，消除恐惧、焦虑、悲观等不良情绪。晚期血压持续增高，伴有心、肾、脑病时应卧床休息。

护理学 理论与临床应用

3. 预防危险因素

积极预防和控制高血压的危险因素，如减轻体重、限制饮酒、戒烟、改进膳食结构、增加体育锻炼。

4. 饮食

给予低盐、低脂、低热量饮食，以减轻体重。鼓励患者多食水果、蔬菜和纤维素食物，控制咖啡、浓茶等刺激性饮料。对服用排钾利尿药者应注意补充含钾高的食物，如蘑菇、香蕉、橘子等。

（二）病情观察与护理

对血压持续增高的患者，应每日测量血压2~3次，并做好记录，掌握血压变化规律。如血压波动过大，要警惕脑出血的发生。如在血压急剧增高的同时，出现头痛、视物模糊、恶心、呕吐、抽搐等症状，应考虑高血压脑病的发生。如出现端坐呼吸、喘憋、发绀、咳粉红色泡沫痰等，应考虑急性左心衰竭的发生。出现上述症状立即报告医师进行紧急救治。

（三）急救与护理

1. 高血压危象的护理

（1）评估高血压程度，血压升高＞180/120mmHg并发进行性靶器官功能不全的表现。

（2）绝对卧床休息，根据病情选择合适卧位，给予吸氧。立即建立静脉通道，遵医嘱使用降压药物。

（3）密切观察患者神志、心率、呼吸、血压及尿量的变化，及时调整降压药物，预防低血压的发生。

（4）定时进行心电、血压、血氧饱和度的监测，在静脉滴注降压药物前30分钟内，每5分钟监测血压1次，使血压控制在理想范围内。硝普钠是治疗高血压危象时的首选药物，由于其降压迅速，使用时应选用输液泵输注，以便随时调整剂量，控制血压。同时注意硝普钠应现用现配，避光使用，防止见光变质。

（5）加强心理护理，消除患者紧张、恐惧感，必要时遵医嘱给予镇静药，保证患者充分休息，以提高降压药物的疗效，控制血压于稳定状态。

2.高血压脑病护理

（1）评估患者头痛的程度、持续时间，是否伴有头晕、耳鸣、恶心、呕吐症状。

（2）严密观察生命体征。观察患者脉搏、心率、呼吸、血压、瞳孔、神志、尿量变化情况，在用药时特别注意观察血压变化，血压不宜降得过快、过低，1~2小时测量1次血压，以便掌握血压波动情况。如发现异常立即报告医师。对神志不清或烦躁不安、抽搐的患者应加床挡，防止发生坠床。除去义齿，于上下齿之间置牙垫，以防咬伤舌头，保持呼吸道通畅。

（3）迅速降低血压。应在1~2小时将平均动脉压降低25%左右，可选用硝普钠50~100mg加入5%~10%葡萄糖注射液250~500mL中静脉滴注，开始速度宜慢，视血压和病情可逐渐加量。

（4）控制抽搐。凡抽搐者可用地西泮10~20mg静脉推注，必要时30分钟后再注射1次，或苯巴比妥钠0.1~0.2g肌内注射，直至抽搐停止。

（5）降低颅内压，减轻脑水肿。高血压脑病时应治疗颅内压增高所致的脑水肿，及时给予降颅内压药物。如20%甘露醇250mL或25%山梨醇250mL快速静脉滴注，每隔4~6小时重复1次。

3. 主动脉夹层动脉瘤护理

（1）主动脉夹层动脉瘤70%~80%是由高血压所致，该病是一种预后很差的血管疾病，临床诊断48小时内死亡率为36%~75%，如病变累及肾动脉，死亡率为50%~70%。疑似病例应立即密切观察心率、血压、呼吸、氧饱和度、肾功能和下肢循环情况，疼痛的部位及性质。

（2）有效镇痛、减慢心率、平稳降压，防止夹层撕裂，病情平稳后即刻实施介入术。术后严密观察腔内隔绝术后综合征，表现为"三高二低"，即体温升高、白细胞计数升高和C-反应蛋白升高；红细胞、血小板降低。轻者给予小剂量肾上腺糖皮质激素及消炎镇痛类药物对症处理后，一般2周逐渐恢复。症状重者，血红蛋白低于80g/L和血小板计数低于60×10g/L时，遵医嘱输入全血和血小板治疗。

第四节　胃炎

胃炎是指任何病因引起的胃黏膜炎症，常伴有上皮损伤和细胞再生。胃炎是最常见的消化道疾病之一。按临床发病的缓急和病程的长短，一般分为急性胃炎和慢性胃炎。

一、急性胃炎护理

急性胃炎指不同病因引起的急性胃黏膜炎症。内镜检查可见胃黏膜充血、水肿、出血、糜烂等一过性病变。病理组织学特征为胃黏膜固有层见到以中性粒细胞为主的炎症细胞浸润。

急性胃炎主要包括：

（1）急性幽门螺杆菌（Helicobacter pylori）感染引起的急性胃炎，常为一过性的上腹部症状，多不为患者注意。感染幽门螺杆菌后，如不予治疗，幽门螺杆菌感染可长期存在并发展为慢性胃炎。

（2）除幽门螺杆菌之外的病原体感染及（或）其毒素对胃黏膜损害引起的急性胃炎。

（3）急性糜烂出血性胃炎，它是由各种病因引起的、以胃黏膜多发性糜烂为特征的急性胃黏膜病变，常伴有胃黏膜出血，可伴有一过性浅溃疡形成，临床常见，需要积极治疗。

急性胃炎护理要点如下：

（1）心理护理。评估患者对疾病的认识程度；鼓励患者对其治疗、护理计划提问，了解患者对疾病的病因、治疗及护理的认识，帮助患者寻找并及时去除发病因素，控制病情发展。

（2）休息与活动。患者应注意休息，减少活动，对急性应激造成者应卧床休息。同时应做好患者的心理疏导，解除其精神紧张，保证身、心两方面得以充分休息。

（3）饮食护理。进食应定时、定量，不可暴饮暴食，避免辛辣刺激食物，一般进少渣、温凉半流质饮食。如有少量出血可给予牛奶、米汤等流质食物，以中和胃酸，有利于黏膜的修复。急性大出血或呕吐频繁时应禁食。

（4）用药护理。指导正确使用阿司匹林、吲哚美辛等对胃黏膜有刺激的药物，必要时应用制酸剂、胃黏膜保护剂预防疾病的发生。

（5）健康教育。根据患者的病因和实际情况进行指导，如避免使用对胃黏膜有刺激的药物，必须使用时应同时服用制酸剂。进食有规律，避免过冷、过热、辛辣等刺激性食物及浓茶、咖啡等饮料。嗜酒者应戒除，防止乙醇损伤胃黏膜。注意饮食卫生，生活要有规律，保持轻松愉快的心情。

二、慢性胃炎护理

慢性胃炎系指不同病因引起的胃黏膜的慢性炎症或萎缩性病变，是一种十分常见的消化道疾病，占接受胃镜检查患者的80%～90%，男性多于女性，随年龄增长发病率逐渐增高。根据病理组织学改变和病变在胃的分布部位，将慢性胃炎分为非萎缩性、萎缩性和特殊类型三大类。

（一）病因与发病机制

（1）幽门螺杆菌（Helicobacter pylori）感染。目前认为 Hp 感染是慢性胃炎主要的病因。

（2）饮食和环境因素。长期 H.pylori 感染增加了胃黏膜对环境因素损害的易感性；饮食中高盐和缺乏新鲜蔬菜及水果可导致胃黏膜萎缩、肠化生以及胃癌的发生。

（3）自身免疫。胃体萎缩为主的慢性胃炎患者血清中常能检测出壁细胞抗体和内因子抗体，尤其是伴有恶性贫血的患者检出率相当高。

（4）其他因素。机械性、温度性、化学性、放射性和生物性因子，如长期摄食粗糙性与刺激性食物、酗酒、咸食，长期服用非甾体类抗炎药或其他损伤胃黏膜的药物，以及鼻咽部存在慢性感染灶等。

（二）护理措施

1. 基础护理

（1）休息与体位。急性发作或症状明显时应卧床休息，以患者自觉舒适体位为宜。平时注意劳逸结合，生活有规律，避免晚睡晚起或过度劳累，保持心情愉快。

（2）饮食。注意饮食规律及饮食卫生，选择营养丰富易于消化的食物，少量多餐，不暴饮暴食。避免刺激性和粗糙食物，勿食过冷过热易产气的食物和饮料等。养成细嚼慢咽的习惯，使食物和唾液充分混合，以帮助消化。胃酸高时忌食浓汤、酸味或烟熏味重的食物，胃酸缺乏者可酌情食用酸性食物如山楂等。

（3）心理护理。因腹痛等症状加重或反复发作，患者往往表现出紧张、焦虑等心理，有些患者因担心自己所患胃炎会发展为胃癌而恐惧不安。护理人员应根据患者的心理状态，给以关心、安慰，耐心细致地讲授有关慢性胃炎的知识，指导患者规律的生活和正确的饮食，消除患者紧张心理，使患者认真对待疾病，积极配合治疗，安心养病。

2. 疾病护理

（1）疼痛护理。上腹疼痛时可给予局部热敷与按摩或针灸合谷、足三里等穴位，也可用热水袋热敷胃部，以解除胃痉挛，减轻腹痛。

（2）用药护理。督促并指导患者及时准确服用各种灭菌药物及制酸剂等，以缓解症状。

3. 健康指导

（1）劳逸结合，适当锻炼身体，保持情绪乐观，提高免疫功能和增强抗病能力。

（2）饮食规律，少食多餐，软食为主；应细嚼慢咽，忌暴饮暴食；避免刺激性食物，忌烟戒酒、少饮浓茶咖啡及进食辛辣、过热和粗糙食物；胃酸过低和有胆汁反流者，宜多吃瘦肉、禽肉、鱼、奶类等高蛋白低脂肪饮食。

（3）避免服用对胃有刺激性的药物（如水杨酸钠、吲哚美辛、保泰松和阿司匹林等）。

（4）嗜烟酒患者应与家属一起制订戒烟酒的计划，家属应督促执行。

（5）经胃镜检查肠上皮化生和不典型增生者，应定期门诊随访，积极治疗。

第五节　急性上消化道出血

一、急性上消化道出血概述

急性上消化道出血是一种常见的临床急症，具有病情急、变化快等特点，严重者可危及患者生命。有效的护理措施能够为急性上消化道出血患者的急救工作顺利开展奠定基础，同时也能够为患者的病情恢复提供保障。有效的护理服务在患者救治中发挥了重要作用，本节主要从急性上消化道出血的急救及护理进展进行综述。

二、急救及相关护理

(一) 入院护理

患者送入监护室后给予卧床、吸氧、保证呼吸道通畅等处理，密切关注患者呼吸道状况，避免因血液等流入气道导致患者发生窒息。同时对患者的生命体征进行密切监测，每隔 15min 对患者生命体征进行 1 次测量，时刻关注患者的意识，必要时可给予患者心电监护和中心静脉压测定。检测患者的血液指标、肝肾生化功能、电解质等，详细记录患者是否出现呕血、黑便、消化道症状等，了解患者有无溃疡史、出血史、饮酒史等。准确估计患者的出血量，一般患者出血量达到 50mL 会出现黑便，达到 250mL 会引起呕血，出血量达到 500mL 则会引发全身症状，护理人员应及时掌握患者情况并报告医生开展配合抢救工作。

(二) 快速明确病因病史

(1) 急性上消化道出血中以消化性溃疡出血最常见，患者临床症状多表现为黑便、血便，而失血性休克症状不常见。

(2) 急性上消化道出血中食管、胃底静脉曲张破裂出血较为常见。患者临床症状表现为呕血、便血、出血量大，可伴有不同程度失血性休克等，引发食管、胃底静脉曲张破裂出血的原因，包括患者发生肝炎导致肝硬化门脉压力增加、患者暴饮暴食、抽烟喝酒等不健康生活方式增加肝硬化门脉压力致使食管静脉曲张破裂出血。

（3）少部分患者还可能因反流性食管炎、食管癌、胃癌、遗传性出血性毛细血管扩张症、弹性纤维假黄瘤等症状引起出血。

（三）急救措施

（1）当前多孔静脉通道建立是救治低血容量性休克患者的有效手段，将中心静脉置管套管置入患者静脉，埋入留置针，行局部缝合，固定后连接三通管进行多通路补液。多孔静脉通道补液的优点是补液效果明显，临床发现多孔静脉通道补液最高输液速度约在 40mL/min。同时也可采用序贯法浅静脉留置术救治低血容量性休克患者，在患者肢体远端行穿刺后通过加压输液使静脉充盈，同时在近端给予留置针穿刺。

（2）护理人员要严格遵医嘱给予患者晶体液生理盐水或林格氏液等进行复苏术，初期一般输血、输液的速率很快，但患者血压开始回升后则需要合理调整输液速度，同时定时为患者测量血液相关指标，输液时可先将液体进行适当加温至接近患者体温，避免因输血速度过快引发寒战或肺水肿等症状。

（3）护理人员配合医生开展急性上消化道出血的急救时，要严格落实无菌技术操作。穿刺点需定期消毒、定期更换敷料，输液器和接头也需要 24h 更换 1 次。

（四）药物应用

（1）碱性药物是救治急性上消化道出血患者的常用药物，其中又以孟氏溶液最为常见，该药物具有强烈的收敛效果，可起到凝固血液作用，一般临床将 10% 的 10 ~ 15mL 孟氏溶液经患者胃管注入，每隔 4 ~ 6h 可重复使用。

（2）人工合成生长抑素也是临床常用救治急性上消化道出血患者的药物。人工合成生长抑素具有降低血流量、减轻门静脉压力及促进凝血等作用，奥曲肽是当前临床较常用的人工合成生长抑素。临床一般将 0.1mg 奥曲肽稀释后行静脉注射，注射完成后再给予患者 0.3mg 奥曲肽溶入 60mL 葡萄糖溶液行微量输液泵持续泵入，速度控制在 25μg/h。护理人员要加强输液时和换药时的细节检查，减少护理误差的发生。

（3）血管升压素是急性上消化道出血患者救治中的常见药物，血管升压素具有强烈的血管收缩效果，可通过减少门脉血流量、降低门脉压对出血情况进行控制。垂体后叶素、可利新等均是常见的血管升压素。在给予急性上消化道出血患者血管升压素治疗时，可搭配硝酸甘油制剂联合使用，能在一定程度上减少副反应发生风险，同时在治疗时应注意避免长时间使用1条静脉通路引起静脉炎。

（4）急性上消化道出血的常见治疗药物还包括生长抑素及其衍生物、钙离子拮抗剂、H_2受体阻滞剂、抗酸剂等。

（五）心理护理

一般急性上消化道出血患者均会伴有不同程度焦虑、抑郁及恐惧等负性情绪，临床应根据患者的负性心理分型给予有针对性的心理护理措施。

（1）焦虑患者的心理护理。临床发现急性上消化道出血患者伴有焦虑情绪，多表现出心跳加速、敏感、睡眠质量不好、食欲不振及多疑等现象。患者会因无心理准备、对救治不理解、对预后无信心等产生心理矛盾冲突。因此护理人员应充分满足患者的心理需求，与患者建立良好的沟通关系，详细为患者介绍疾病及救治相关信息，帮助患者放松心态。

（2）抑郁患者的心理护理。临床发现急性上消化道出血患者伴有抑郁情绪，多表现出情绪低落。针对此类患者护理人员应更加关注患者的心理变化，取得患者家属的支持与配合，加强患者的安全防范措施，避免意外情况的发生。护理人员要主动与患者建立良好的沟通关系，在开展护理操作时有序不乱，多给予患者鼓励和支持，多与患者分享成功案例，帮助患者建立自信心。

（3）恐惧患者的心理护理。临床发现急性上消化道出血患者伴有恐惧情绪，多表现出思想包袱重、不敢面对现实、不敢接受治疗等情况。护理人员应妥善安置此类患者，给予合理的护理行为，待患者病情稳定后详细为患者讲解疾病知识、相关治疗知识及可能出现的情况，帮助患者保持心态平稳。

（六）饮食护理

临床认为急性上消化道出血患者在病情急性期应禁止饮食，待止血成功后的1~2d可给予高维生素、高热量的流质饮食，禁止患者食用辛辣、粗糙类的刺激性饮食，同时限制患者对钠和蛋白质的摄入量，患者进食时要严格遵循少食多餐、细嚼慢咽等原则。另外也有相关研究表明患者在出血量大、休克、恶心、呕吐情况下不要进食，出血停止24h后在患者的生命体征稳定、症状基本改善、血液指标恢复等情况下可给予牛奶等流质食物，如果患者伴有肝硬化则禁止食用牛奶。临床建议患者进食5~6餐/d，同时配合静脉输注补充身体所需电解质和液体。

待患者病情完全稳定后，可给予患者半流质食物过渡，稀饭、面条、芝麻糊均可，但每次食用量应控制在200g内，1周后逐步增加进食量。临床表明少食多餐原则可以让患者的胃蠕动保持规律性，这对溃疡面愈合有促进作用，同时不同阶段、不同进食方式也可以有效避免食物对溃疡面造成的刺激，这对溃疡面愈合很有帮助。

（七）健康指导

临床认为健康指导对急性上消化道出血患者的救治十分重要。

（1）通过向患者传授疾病和治疗有关知识，可以提高患者认知度，提升患者的主动参与度和依从性；

（2）通过生活指导、饮食指导、卫生指导、心理指导等，让患者在适宜的环境中保持良好心态及正确的生活方式，能够让患者正确对待疾病，同时给予患者适当的锻炼指导可增强体质，有利于患者病情恢复。

（八）预见性护理

预见性护理是临床护理服务改革转变的产物，也是护理领域的重大突破。预见性护理的应用可以让护理人员具备对患者病情的分析和判断能力，从医学知识和临床经验结合的角度出发发现急性上消化道出血患者救治时潜在的护理危险因素，并提前采取有针对性的护理干预措施，有效预防护理风险事件的发生，这对急性上消化道出血患者的急救有积极的作用。相关研究表明，预见性护理对提高急救成功率有十分重要的临床意义，对急性上消化道出血患者可在一定程度上减少死亡风险，同时能够有效改善患者预后[①]。

综上所述，急性上消化道出血的每项护理措施都必不可少并且相互支撑，例如急救护理是保证患者生命安全的基础，心理护理能有效清除患者负性情绪，提升救治效果，预见性护理则可避免潜在的风险事件发生，提高救治成功率，健康指导能使患者快速有序地康复。科学有效的护理措施是保证急救成功的基础，具有重要临床意义。

上消化道出血一般来说发病较急较重，患者病发后出现呕血或便血，确诊难度不大，因此，护理人员要密切监测患者生命体征情况，及时向主治医生提供可靠的生命体征及症状信息，以便医生判断病情，为患者救治争取最佳的时间及设计最佳方案。在这个过程中，通过急救护理、护理评估、饮食护理、健康指导等全方位的护理，预防患者发生二次出血。上消化道出血患者往往焦虑不安及恐惧，容易并发治疗过程中的心理障碍，护理人员针对患者治疗过程中出现的心理疾病，要更加耐心细致做好患者的心理护理工作，帮助患者重新树立战胜疾病的信心。患者也要注意积极配合医护人员的救治工作，严格按照医生及护理人员的要求去做，及早恢复健康，减少并发症，预防再出血。

第六节　缺铁性贫血

一、缺铁性贫血概述

缺铁性贫血（IDA）是体内用来合成血红蛋白的储存铁缺乏，使血红素合成减少而形成的一种小细胞低色素性贫血，是最常见的一种贫血，各年龄组均可发生，以育龄妇女和婴幼儿更多见。

铁来自：①正常人每天从食物中吸收的铁为 1.0～1.5mg；②内源性铁主要来自衰老和破坏的红细胞，每天制造红细胞所需铁 20～25mg。

动物食物铁吸收率高，植物食物较低。食物中铁以三价氧化高铁为主，必须在酸性环境中或有还原剂，如维生素 C 存在下还原成二价铁才便于吸

① 魏柯明. 肝硬化门脉高压上消化道出血的护理研究进展 [J]. 饮食保健，2019，6（27）：297-298.

收。十二指肠和空肠上段肠黏膜是吸收铁的主要部位。铁的吸收量由体内储备铁情况调节。

铁的转运借助于转铁蛋白。进入血流的亚铁大部分被氧化成高价铁，与血浆转铁蛋白结合成血清铁，运送到全身各组织。血浆中转铁蛋白能与铁结合的总量称为总铁结合力，未被结合的转铁蛋白与铁结合的量称为未饱和铁结合力。正常成年人体内含铁量男性为 50～55mg/kg，女性为 35～40mg/kg。血红蛋白铁占 67%，肌红蛋白铁占 3.5%，储存铁约 29.2%，其余为组织铁、含铁酶。

铁有两种储存形式：铁蛋白和含铁血黄素。前者能溶于水，主要在细胞浆中；后者不溶于水，是变性的铁蛋白。体内铁主要储存在肝、脾、骨髓等处。铁主要由胆汁或经粪便排出，尿液、出汗、皮肤细胞代谢亦排出少量铁。正常男性每天排铁 0.5～1.0mg，女性每天 1.0～1.5mg。

二、护理要点

(一)饮食护理

保持均衡饮食，避免偏食或挑食，养成良好的进食习惯；鼓励患者多吃含铁丰富且吸收率较高的食物（如动物肉类、肝脏、血、蛋黄、海带与黑木耳等）；多吃富含维生素 C 的食物或加服维生素 C，以增加食物中铁的吸收；牛奶会改变胃内酸性环境，而且牛奶中含磷较高，影响铁的吸收，浓茶与咖啡中的鞣酸可与食物铁结合而妨碍食物中铁的吸收，因此富含铁的食物不宜与牛奶、浓茶、咖啡同服。

(二)铁剂治疗的护理

(1)口服铁剂的不良反应有恶心、呕吐、胃部不适和排黑粪等。所以应饭后或餐中服用，从小剂量开始。

(2)应避免同时服用抗酸药以及 H_2 受体拮抗药。

(3)应避免铁剂与牛奶、茶、咖啡同服，可服用维生素 C、乳酸或稀盐酸等酸药物或食物。

(4)口服液体铁剂须使用吸管，避免牙染黑。

（5）注射铁制的不良反应主要有局部肿痛、硬结形成，皮肤发黑和过敏反应（脸色潮红、头痛、肌肉关节痛和荨麻疹，严重者可出现过敏性休克）。

（6）注射铁剂治疗首次用药须用0.5mL试验剂量，进行深部肌内注射，同时备用肾上腺素，做好急救准备。若1小时后无过敏反应，可按常规剂量治疗。

（7）注射铁剂治疗的其他注意事项：经常更换注射部位；不在皮肤暴露部位注射；抽取药液后，更换注射针头；采用"Z"形注射法或留空气注射法。

（三）高危人群食物铁或口服铁剂的预防性补充

婴幼儿及时添加辅食，如蛋黄、肝泥、肉末和菜泥等；青少年补充含铁丰富的食物，避免挑食或偏食；妊娠期妇女每天可口服铁元素 10～20mg。

第五章　外科常见疾病的护理

第一节　甲状腺肿瘤

一、甲状腺肿瘤概述

临床上，甲状腺肿瘤是良性甲状腺肿瘤中最常见的一种，只有少数的为癌和恶性淋巴瘤等，此疾病多发生于 20 ~ 40 岁，其中女性发病率要比男性概率高，比例 1：2 ~ 3，由于呈膨胀性生长，就会渐渐地对周围组织形成压迫，如果肿瘤生长在快速的情况下，容易发生坏死、出血和退行病变，在临床治疗中对于甲状腺肿瘤治疗方案中最常见的是以进行切除手术为主，在一般的情况下是行患侧甲状腺大部切除，最主要就是为了预防腺瘤病变进而引起甲状腺功能亢进。

二、手术之前的基础护理

患者在入院之后每天早上要在卧床时测量血压、脉搏、基础代谢率，要做好充分的事前准备工作，嘱咐患者做好各项实验检查工作。

（1）做好心理准备，做到热情接待患者，向患者及时介绍入院后的环境，要及时做好宣导，向患者讲解关于甲状腺肿瘤手术方面的相关知识，讲解关于手术的重要性，讲解手术医师在工作中的经验和技巧，以此来缓解患者的心理压力，要多和患者沟通，站在对方角度来了解患者的感受，对于精神过度紧张或者失眠患者，遵循医嘱应给予镇静剂或是安眠药物，帮助患者在最佳的状态下接受手术。

（2）药物准备。在临床治疗中最常见的药物为卢戈碘 3 ~ 4 滴，口服 3 次 / 天，要每天增加一滴，维持 10 ~ 14 滴。服用碘时，将其滴于饼干或水中，必须注意禁止直接入口，以免损伤口腔黏膜，要多饮水，保持口腔卫生，如果患者出现恶心、呕吐等现象，要及时通知医师处理。

（3）饮食护理。甲状腺手术患者在手术之前要注意营养，要叮嘱患者给予高热量、高蛋白的食物，要以消炎、容易消化的食物为主，在手术之前14d左右必须禁止进食刺激性的食物，例如吸烟、饮酒、浓茶和咖啡等，要在食用食物后进行漱口，并且要注意口腔卫生。

三、甲状腺肿瘤患者手术后的护理

甲状腺肿瘤是头颈部常见的肿瘤，此病多见于40岁以下的女性。甲状腺肿瘤发病初期一般无明显症状，当甲状腺肿瘤增大时，会压迫身体的气管、食管和神经，从而导致患者出现呼吸困难、吞咽困难和声音嘶哑等症状，严重时患者局部会出现胀痛。甲状腺肿瘤的病因至今尚未明确，根据病情，甲状腺肿瘤患者一般会选择药物治疗和手术治疗两种方式，目前在临床上最好的治疗方式是手术治疗。由于甲状腺肿瘤的生长位置比较特殊，患者手术后可能因为喉头水肿而出现呼吸道梗阻引起窒息和死亡。患者甲状腺肿瘤手术后要加强护理，这样才有助于患者痊愈，减少不必要的并发症，有效提高手术成功率。

（一）病房护理

甲状腺肿瘤患者手术完成回到病房后，要在病床上保持平卧6个小时以上。同时，医护人员要严密观察患者手术后颈部情况以及呼吸、血压、心率、体温变化等生命体征，时刻观察患者的伤口有无肿胀、出血等现象。当患者血压、心率等生命体征恢复正常后，患者可以采用半坐位或半卧位，以利于患者呼吸通畅。如果护理人员发现患者存在喉头黏膜水肿、频繁咳嗽、分泌物增多以及呼吸困难等症状时，要及时通知医生处理。患者一旦出现以上症状时一定要禁食，避免引起呛咳。

（二）引流管护理

手术后护理人员要妥善固定好引流管，使引流管保持有效的负压吸引，防止引流管发生牵引而引起脱落或疼痛，可以用胶布把伤口处的引流管固定到皮肤上。患者起床时，要固定好引流球，特别要注意引流球不要固定过高或过低，固定过低比较容易引起引流管的牵拉，固定过高比较容易导致引流管发生扭曲、折叠或引流液倒流。护理人员要密切观察患者引流液的颜色、性质、量的变化以及患者的感受，并进行记录，及时为患者更换负压引流球。护理人员要根据切口引流量拔除切口引流管，拔管之前要与患者进行沟通。

(三) 切口护理

甲状腺肿瘤患者术后要加强切口护理，时刻观察切口。护理人员一般在手术后一天之内至少要更换三次敷料，如果敷料过于干燥或更换次数较少，就会导致患者出现引流不畅的现象。如果发现患者切口周围出现瘀斑，护理人员要提高警惕，防止患者出现活动性出血现象。大部分患者在甲状腺肿瘤手术后颈部会出现肿胀，当患者颈部发生肿胀时可以使用脱水法进行治疗，经治疗后患者的肿胀现象会明显消退。

(四) 呼吸系统护理

当患者失血量高于500毫升时，会导致血压发生改变，甲状腺窝的血肿超过50毫升时就会导致患者出现呼吸困难的症状。患者呼吸的变化比血压变化更为敏感。呼吸变化的特点是随喉头水肿加重而有所不同，刚开始患者会出现呼吸急促，同时伴有精神紧张的症状，严重的患者还会出现吸气性困难，同时伴有恐惧、四肢发冷或紫绀等症状。所以护理人员要加强对患者呼吸系统的护理，防止患者病情恶化。

(五) 疼痛护理

甲状腺肿瘤患者手术后如果出现咳嗽的症状，咳嗽时要用手固定颈部以减少颤动。如果疼痛明显，护理人员通常要及时进行疼痛评估，视情况给予镇痛药物，或与患者沟通交流采用转移注意力法降低患者的疼痛感。

舒适的环境、充足的睡眠有助于提高患者的舒适度，减轻其疼痛感。此外，护理人员为病人使用药物时要尽量选择肌内注射，可以避免患者因吞咽药物而产生疼痛，从而有效地缓解患者的疼痛感。

（六）饮食护理

甲状腺肿瘤患者手术后的饮食护理要引起重视，护理人员尤其要关心并指导患者术后的第一次进食。患者往往因为担心切口情况而害怕进食，此时护理人员可以在床边进行进食指导，给予患者心理安慰，详细地为患者讲解食用半流质食物的目的，患者可以慢慢食用软食，逐渐过渡到普食，多吃一些新鲜的蔬菜水果。如果患者发生呛咳，此时要食用糊状食物，如果患者出现手足发麻，要食用含钙高的食物，如牛奶、瘦肉或鸡蛋等。

（七）心理护理

患者一旦患有甲状腺肿瘤就会产生巨大的心理负担，所以护理人员要加强心理护理，良好的心理支持可以有效地缓解患者的消极情绪。首先，护理人员要主动地向患者讲解手术情况，告知患者手术非常成功，生命体征平稳，消除患者的消极情绪，让患者安心养病。其次，护理人员要经常与患者进行沟通交流，充分了解患者的心理状态，如果发现患者心理异常，要针对性地对患者进行心理疏导，缓解患者的心理压力。护理人员在与患者沟通交流时要注意语言交流的技巧，适当地安抚患者。最后，护理人员要积极动员患者家属，与患者家属一起为患者营造温暖的氛围，解除患者的后顾之忧，让患者安心休息，加快患者康复。

第二节　冠心病

冠心病一般指冠状动脉粥样硬化性心脏病。冠状动脉粥样硬化性心脏病是指由于冠状动脉发生粥样硬化或痉挛引起管腔狭窄或闭塞，导致心肌缺血、缺氧或坏死的心脏病，统称为冠状动脉粥样硬化性心脏病，简称冠心病，亦称缺血性心脏病。根据冠状动脉病变的部位、范围、血管阻塞程度和心肌供血不足的发展速度、范围和程度的不同，本病可分为5种临床类型，包括隐匿性或无症状型冠心病、心绞痛（稳定型和不稳定型）、心肌梗死、缺血性心肌病以及猝死。其中，不稳定型心绞痛和急性心肌梗死具有共同的病理基础——粥样斑块不稳定，故又被称为急性冠状动脉综合征（ACS）。本节重点介绍心绞痛和心肌梗死。

一、心绞痛护理

(一) 心绞痛概述

心绞痛临床分型分为稳定型心绞痛和不稳定型心绞痛。稳定型心绞痛是指在冠状动脉粥样硬化的基础上，由于心肌负荷增加，发生冠状动脉供血不足，导致心肌急剧暂时缺血、缺氧所引起的临床综合征。

(二) 心绞痛护理措施

1. 一般护理

发作时应立即休息，同时舌下含服硝酸甘油。缓解期可适当活动，避免剧烈运动，保持情绪稳定。秋、冬季外出应注意保暖。对吸烟患者应鼓励戒烟，以免加重心肌缺氧。

2. 病情观察

了解患者发生心绞痛的诱因，发作时疼痛的部位、性质、持续时间、缓解方式、伴随症状等。发作时应尽可能描记心电图，以明确心肌供血情况。如症状变化应警惕急性心肌梗死的发生。

3. 用药护理

应用硝酸甘油时，嘱咐患者舌下含服，或嚼碎后含服，应在舌下保留一些唾液，以利药物迅速溶解和吸收。含药后应平卧，以防低血压的发生。服用硝酸酯类药物后常有头胀、面红、头晕、心悸等血管扩张的表现，一般持续用药数天后可自行好转。对于心绞痛发作频繁或含服硝酸甘油效果不好的患者，可静脉滴注硝酸甘油，但注意滴速，需监测血压、心率变化，以免造成血压降低。注意青光眼、低血压禁忌。

4. 饮食护理

给予低热量、低脂肪、低胆固醇、少糖、少盐、适量蛋白质、丰富的维生素饮食，宜少食多餐，不饮浓茶、咖啡，避免辛辣刺激性食物。

5.健康指导

（1）饮食指导。告诉患者宜摄入低热量、低动物脂肪、低胆固醇、少糖、少盐、适量蛋白质食物，饮食中应有适量的纤维素和丰富的维生素，宜少食多餐，不宜过饱，不饮浓茶、咖啡，避免辛辣刺激性食物。肥胖者控制体重。

（2）预防疼痛。寒冷可使冠脉收缩，加重心肌缺血，故冬季外出应注意保暖。告诉患者洗澡不要在饱餐或饥饿时进行，洗澡水温不要过冷或过热，时间不宜过长，不要锁门，以防意外。有吸烟习惯的患者应戒烟，因为吸烟产生的一氧化碳影响氧合，加重心肌缺氧，引发心绞痛。

（3）活动与休息。合理安排活动和休息缓解期可适当活动，但应避免剧烈运动（如快速登楼、追赶汽车），保持情绪稳定，避免过劳。

（4）定期复查。定期检查心电图、血脂、血糖情况，积极治疗高血压，控制血糖和血脂。如出现不适疼痛加重，用药效果不好，应到医院就诊。

（5）按医嘱服药。平时要随身携带保健药盒（内有保存在深色瓶中的硝酸甘油等药物）以备急用，并注意定期更换。学会自我监测药物的不良反应，自测脉率、血压，密切观察心率血压变化，如发现心动过缓应到医院调整药物。

二、急性心肌梗死

（一）急性心肌梗死概述

急性心肌梗死是在冠状动脉硬化的基础上，冠状动脉血供应急剧减少或中断，使相应的心肌发生严重持久的缺血导致心肌坏死。临床表现为持久的胸前区疼痛、发热、血白细胞增高、血清心肌坏死标志物增高和心电图进行变化，还可发生心律失常、休克或心力衰竭三大并发症，亦属于急性冠脉综合征的严重类型。

预防动脉粥样硬化、冠心病的措施属于一级预防，对于已经患有冠心病、心肌梗死患者预防再梗，防止发生心血管事件的措施属于二级预防。

二级预防措施有：①应用阿司匹林或氯吡格雷等药物，抗血小板集聚。应用硝酸酯类药物，抗心绞痛治疗。②预防心律失常，减轻心脏负荷。

控制血压在 140/90mmHg 以下，合并糖尿病或慢性肾功能不全应控制在 130/80mmHg 以下。③戒烟、控制血脂。④控制饮食，治疗糖尿病，糖化血红蛋白应低于 7%，体重指数应控制在标准体重之内。⑤对患者及家属普及冠心病相关知识教育，鼓励患者有计划、适当的运动。

（二）急性心肌梗死护理措施

1. 身心休息

急性期绝对卧床，减少心肌耗氧，避免诱因。保持安静，减少探视，避免不良刺激，保证睡眠。陪伴和安慰患者，操作熟练，有条不紊，理解并鼓励患者表达恐惧。

2. 改善活动耐力

改善活动耐力，帮助患者制订逐渐活动计划。对于有固定时间和情境出现疼痛的患者，可预防性给药。若患者在活动后出现呼吸加快或困难、脉搏过快或停止后 3 分钟未恢复，血压异常、胸痛、眩晕应停止活动，并以此作为限制最大活动量的指标。

3. 病情观察

监护 5~7 天，监测心电图、心率、心律、血压、血流动力学，有并发症应延长监护时间。如心率、心律和血压变化，出现心律失常，特别是室性心律失常和严重的房室传导阻滞、休克的发生，及时报告医师处理。观察尿量、意识改变，以帮助判断休克的情况。

4. 给氧

前 3 天给予高流量吸氧 4~6L/min，而后可间断吸氧。如发生急性肺水肿，按其处理原则护理。

5. 止痛护理

遵医嘱给予哌替啶、吗啡、硝酸甘油等止痛药物，对于烦躁不安患者可给予地西泮肌内注射。观察疼痛性质及其伴随症状的变化，注意有无呼吸抑制、心率加快等不良反应。

6. 防止便秘护理

向患者强调预防便秘的重要性，食用富含纤维食物，注意饮水 1500ml/d，遵医嘱长期服用缓泻药，保证大便通畅。必要时应用润肠药、低压灌肠等。

7. 饮食护理

给予低热量、低脂、低胆固醇和高维生素饮食，少量多餐，避免刺激性食品。

8. 溶栓治疗护理

溶栓前要建立并保持静脉通道畅通。仔细询问病史，排除溶栓禁忌证；溶栓前需检查血常规、出凝血时间、血型和配血备用。

溶栓治疗中观察患者有无寒战、皮疹、发热等过敏反应。应用抗凝药物如阿司匹林、肝素，使用过程中应严密观察有无出血倾向。应用溶栓治疗时应严密监测出凝血时间和纤溶酶原，防止出血，注意观察有无牙龈、皮肤、穿刺点出血和大小便的颜色。如出现大出血时需立即停止溶栓、输鱼精蛋白、输血。

溶栓治疗后应定时记录心电图、检查心肌酶谱，观察胸痛有无缓解。

9. 经皮冠状动脉介入治疗后护理

防止出血与血栓形成，停用肝素4小时后，复查全血凝固时间，凝血时间在正常范围之内，拔除动脉鞘管，压迫止血，加压包扎，患者继续卧床24小时，术肢制动。同时，严密观察生命体征，有无胸痛。观察足背动脉搏动情况，鞘管留置部位有无出血、血肿。

10. 预防并发症

（1）预防心律失常及护理。急性期要持续心电监护，发现频发室性期前收缩，成对的、多源性的、呈RonT现象的室性期前收缩或发现房室传导阻滞时，应及时通知医师处理，遵医嘱应用利多卡因等抗心律失常药物，同时要警惕发生室颤、猝死。电解质紊乱、酸碱失衡也是引起心律失常的重要因素，要监测电解质和酸碱平衡状态，准备好急救药物和急救设备如除颤器、起搏器等。

（2）预防休克及护理。遵医嘱给予扩容、纠酸、血管活性药物，避免脑缺血、保护肾功能，安置患者平卧位或头低足高位。

（3）预防心力衰竭及护理。在起病最初几天甚至在心肌梗死演变期内，急性心肌梗死的患者可以发生心力衰竭，多表现为左心衰竭。因此要严密观察患者有无咳嗽、咳痰、呼吸困难、尿少等症状，观察肺部有无湿啰音。避免情绪烦躁、饱餐、用力排便等加重心脏负荷的因素。如发生心力衰竭，即按心力衰竭护理进行护理。

第三节　心力衰竭

心力衰竭是各种心脏结构或功能性疾病导致心室充盈及 (或) 射血能力受损而引起的一组临床综合征。大多数情况下是由于心室收缩能力下降，射血功能受损，心排血量不足以维持机体代谢需要，临床上以心排血量不足、器官和组织的血液灌注减少、肺循环和 (或) 体循环静脉系统淤血为特征，为收缩性心力衰竭。少数由于左室舒张功能障碍，左心室充盈受阻，引起左心室充盈压异常增高，使肺静脉回流受阻，肺循环淤血，为舒张性心力衰竭。

心力衰竭和心功能不全的概念基本上是一致的，但后者的含义更为广泛，包括已有心排血量减少但尚未出现临床症状的这一阶段。伴有临床症状的心功能不全称为心力衰竭。

心力衰竭按其发展速度可分为急性心力衰竭和慢性心力衰竭，以慢性居多；按其发生部位可分为左心、右心和全心衰竭；按发病机理可分为收缩性和舒张性心衰，以收缩性心力衰竭多见。

一、慢性心力衰竭

(一) 慢性心力衰竭概述

慢性心力衰竭是多数心血管疾病的终末阶段，也是主要的死亡原因。心力衰竭是一种复杂的临床综合征，特定的症状是呼吸困难和乏力，特定的体征是水肿，这些情况可造成器官功能障碍，影响生活质量。主要表现为心脏收缩功能障碍的主要指标 LVEF 下降，一般 < 40%；而心脏舒张功能障碍的患者 LVEF 相对正常，通常心脏无明显扩大，但有心室充盈指标受损。

我国引起慢性心力衰竭的基础心脏病的构成比与过去有所不同，过去我国以风湿性心脏病为主，近十年来其所占比例趋于下降，而冠心病、高血压的所占比例明显上升。

(二) 护理措施

1. 环境与心理护理

保持环境安静、舒适，空气流通；限制探视，减少精神刺激；注意患者情绪变化，做好心理护理，要求患者家属要积极给予患者心理支持和治疗的协助，使患者心情放松、情绪稳定，减少机体耗氧量。

2. 休息与活动

一般心功能 I 级：不限制一般的体力活动，但避免剧烈运动和重体力劳动。心功能 II 级：可适当做轻体力工作和家务劳动，强调下午多休息。心功能 III 级：日常生活可以自理或在他人协助下自理，严格限制一般的体力活动。心功能 IV 级：绝对卧床休息，生活需要他人照顾，可在床上做肢体被动运动和翻身，逐步过渡到坐床边或下床活动。当病情好转后，鼓励患者尽早做适量的活动，防止因长期卧床导致的静脉血栓、肺栓塞、便秘和压疮的发生。在活动中要监测有无呼吸困难、胸痛、心悸、疲劳等症状，如有不适应停止活动，并以此作为限制最大活动量的指征。

3. 病情观察

(1) 观察水肿情况。注意观察水肿的消长情况，每日测量并记录体重，准确记录液体出入量。

(2) 保持呼吸道通畅。监测患者呼吸困难的程度、发绀情况、肺部啰音的变化以及血气分析和血氧饱和度等变化，根据缺氧的轻重程度调节氧流量和给氧方式。

(3) 注意水、电解质变化及酸碱平衡情况。低钾血症可出现乏力、腹胀、心悸、心电图出现 u 波增高及心律失常，并可诱发洋地黄中毒。少数因肾功能减退、补钾过多而致高血钾，严重者可引起心搏骤停。低钠血症表现为乏力、食欲减退、恶心、呕吐、嗜睡等症状。如出现上述症状，要及时通报医师及时给予检查、纠正。

4. 保持大便通畅

患者常因精神因素使规律性排便活动受抑制，排便习惯改变，加之胃肠道淤血、进食减少、卧床过久影响肠蠕动，易致便秘。应帮助患者训练床上排便习惯，同时饮食中增加膳食纤维，如发生便秘，应用小剂量缓泻药和润肠药，病情许可时扶患者坐起使用便器，并注意观察患者的心率、反应，以防发生意外。

5. 输液的护理

根据患者液体出入情况及用药要求，控制输液量和速度，以防诱发急性肺水肿。

6. 饮食护理

给予高蛋白、高维生素的易消化清淡饮食，注意补充营养。少食多餐，避免过饱；限制水、钠摄入，每日食盐摄入量少于5g，服利尿药者可适当放宽。

7. 用药护理

（1）使用利尿药的护理

遵医嘱正确使用利尿药，并注意副作用的观察和预防。监测血钾及有无乏力、腹胀、肠鸣音减弱等低钾血症的表现，同时多补充含钾丰富的食物，必要时遵医嘱补充钾盐。口服补钾宜在饭后或将水剂与果汁同饮；静脉补钾时每500mL液体中氯化钾含量不宜超过1.5g。

应用保钾利尿药需注意有无胃肠道反应，以及嗜睡、乏力、皮疹、高血钾等副反应。

利尿药的应用时间选择早晨或日间为宜，避免夜间排尿过频而影响患者的休息。

（2）使用洋地黄的护理

①给药要求：严格遵医嘱给药，发药前要测量患者脉搏1分钟，当脉搏<60/min或节律不规则时，应暂停服药并通知医师。静脉给药时务必稀释后缓慢静脉注射，并同时监测心率、心律及心电图变化。

②遵守禁忌：注意不与奎尼丁、普罗帕酮（心律平）、维拉帕米（异搏定）、钙剂、胺碘酮等药物合用，以免降低洋地黄类药物肾脏排泄率，增加药物毒性。

③用药后观察：应严密观察患者用药后毒性反应，监测血清地高辛浓度。

④毒性反应的处理：立即停用洋地黄类药；停用排钾利尿药；积极补充钾盐；快速纠正心律失常，血钾低者快速补钾，血钾不低者可应用利多卡因

等治疗，但一般禁用电复律，防止发生室颤；对缓慢心律失常，可使用阿托品 0.5～1mg 皮下或静脉注射治疗，一般不用安置临时起搏器。

（3）肾素—血管紧张素—醛固酮系统抑制药使用的护理

应用 ACE 抑制药时需预防直立性低血压、皮炎、蛋白尿、咳嗽、间质性肺炎等副作用的发生。应用 ACE 抑制药和（或）ARBB 期间要注意观察血压、血钾的变化，同时注意要从小剂量开始，逐渐加量。

8. 并发症的预防与护理

（1）感染。室内空气流通，每日开窗通风 2 次，寒冷天气注意保暖，长期卧床者鼓励翻身，协助拍背，以防发生呼吸道感染和坠积性肺炎；加强口腔护理，以防发生由于药物治疗引起菌群失调导致的口腔黏膜感染。

（2）血栓形成。长期卧床和使用利尿药引起的血流动力学改变，下肢静脉易形成血栓。应鼓励患者在床上活动下肢和做下肢肌肉收缩运动，协助患者做下肢肌肉按摩。每天用温水浸泡脚以加速血液循环，减少静脉血栓形成。当患者肢体远端出现局部肿胀时，提示有发生静脉血栓可能，应及早与医师联系。

（3）皮肤损伤。应保持床褥柔软、清洁、干燥，患者衣服柔软、宽松。对于长期卧床患者应加强皮肤护理，保持皮肤清洁、干燥，定时协助患者更换体位，按摩骨隆凸处，防止推、拉、扯等强硬动作，以免皮肤完整性受损。如需使用热水袋取暖，水温不宜过高，以 40℃～50℃为宜，以免烫伤。

对于有阴囊水肿的男患者可用托带支托阴囊，保持会阴部皮肤清洁、干燥；水肿局部有液体外渗情况，要防止继发感染；注意观察皮肤有无发红、破溃等压疮发生，一旦发生压疮要积极给予减少受压、预防感染、促进愈合的护理措施。

9. 健康指导

（1）治疗病因、预防诱因。指导患者积极治疗原发心血管疾病，注意避免各种诱发心力衰竭的因素，如呼吸道感染、过度劳累和情绪激动、钠盐摄入过多、输液过多过快等。育龄妇女注意避孕，要在医师的指导下妊娠和分娩。

（2）饮食要求。饮食要清淡、易消化、富营养，避免饮食过饱，少食多餐。戒烟、酒，多食蔬菜、水果，防止便秘。

（3）合理安排活动与休息。根据心功能的情况，安排适当体力活动，以利于提高心脏储备力，提高活动耐力，同时也帮助改善心理状态和生活质量。但避免重体力劳动，建议患者进行散步、打太极拳等运动，掌握活动量，以不出现心悸、气促为度，保证充分睡眠。

（4）服药要求。指导患者遵照医嘱按时服药，不要随意增减药物，帮助患者认识所服药物的注意事项，如出现不良反应及时到医院就医。

（5）坚持诊治。慢性心力衰竭治疗过程是终身治疗，应嘱患者定期门诊随访，防止病情发展。

（6）家属教育。帮助家属认识疾病和目前治疗方法、帮助患者的护理措施和心理支持的技巧，教育其要给予患者积极心理支持和生活帮助，使患者树立战胜疾病信心，保持情绪稳定。

二、急性心力衰竭

（一）急性心力衰竭概述

急性心力衰竭是指心肌遭受急性损害或心脏负荷突然增加，使心排血量急剧下降，导致组织灌注不足和急性淤血的综合征。以急性左心衰最常见，多表现为急性肺水肿或心源性休克。

（二）护理措施

1. 保证休息

立即协助患者取半卧位或坐位休息，双腿下垂，以减少回心血量，减轻心脏前负荷。注意加强皮肤护理，防止因被迫体位而发生的皮肤损伤。

2. 吸氧

一般吸氧流量为 6～8L/min，加入 30%～50% 乙醇湿化，使肺泡内的泡沫表面张力降低破裂，增加气体交换的面积，改善通气。要观察呼吸情况，随时评估呼吸困难改善的程度。

3. 饮食

给予高营养、高热量、少盐、易消化清淡饮食，少食多餐，避免食用产气食物。

4.病情观察

（1）病情早期观察。注意早期心力衰竭表现，一旦出现劳力性呼吸困难或夜间阵发性呼吸困难，心率增加、失眠、烦躁、尿量减少等症状，应及时与医师联系，并加强观察。如发生极度烦躁不安、大汗淋漓、口唇青紫等表现，同时胸闷、咳嗽、呼吸困难、发绀、咯大量白色或粉红色泡沫痰，应警惕急性肺水肿发生，立即配合抢救。

（2）保持呼吸道通畅。严密观察患者呼吸频率、深度，观察患者的咳嗽情况，痰液的性状和量，协助患者咳嗽、排痰，保持呼吸道通畅。

（3）防止心源性休克。观察患者意识、精神状态，观察患者血压、心率的变化及皮肤颜色、温度变化。

（4）防止病情发展。观察肺部啰音的变化，监测血气分析结果。控制静脉输液速度，一般为每分钟 20～30 滴。准确记录液体出入量。

（5）心理护理。患者常伴有濒死感、焦虑和恐惧，应加强床旁监护，给予安慰及心理支持，以增加战胜疾病信心。医护人员抢救时要保持镇静，表现出忙而不乱，操作熟练，以增加患者的信任和安全感。避免在患者面前议论病情，以免引起误会，加剧患者的恐惧。必要时可留亲属陪伴患者。

（6）用药护理：应用吗啡时注意有无呼吸抑制、心动过缓；用利尿药要准确记录尿量，注意水、电解质和酸碱平衡情况；用血管扩张药要注意输液速度、监测血压变化；用硝普钠应现用现配，避光滴注，有条件者可用输液泵控制滴速；洋地黄制剂静脉使用时要稀释，推注速度宜缓慢，同时观察心电图变化。

第四节 三叉神经痛

正常人脑部分布着多种神经，三叉神经只是其中一种，三叉神经痛是临床常见疾病，据相关数据统计，52.2/10 万是目前该病的国内发病率，女性患者较多，老年患者居多。患者大多是右侧神经痛，头痛发生非常迅速，消退速度很快，发病时患者头部有灼烧、闪电样等痛感，无论哪种症状患者都表现出头痛难忍现象。症状较重者，平时日常动作受阻，如洗脸、说话等，疼痛发生有一定规律，症状消失后患者形同常人。

一、三叉神经痛概述

此疾病在中老年中发病概率较大，据统计女性患者较多，男女比例为3：2。大多数患者疼痛位置都在右侧，痛感会不断扩散，从面部、口腔等部位扩散，三叉神经中某一支受到影响时，患者痛感较轻，当疼痛向多支三叉神经扩散，患者会感觉头部剧烈疼痛，第一支三叉神经痛比较少见，其他支神经痛感很常见。面部中线是疼痛分界线，因此患者头痛经常出现在一侧，双侧疼痛者比较少见，在临床中只占3%。

患者头痛症状较多，头部感觉针扎、撕裂疼痛，是常见疼痛现象，无论哪种疼痛性质，患者都会感觉非常难受。头痛次数较多，患者会发现头痛规律，但疼痛并无明显预兆。发病初期头痛感持续时间不长，疼痛来得快去得也快，但随着疼痛次数的增多，疼痛持续时间逐渐延长，严重者数小时内都会有头疼症状，且发病周期缩短，当痛感消失后又与正常人无异，睡觉时头痛现象基本不会出现。吹冷风、吃饭等动作都可能导致疼痛出现，因此有头疼症状者在日常生活中非常小心，一旦疼痛出现会导致患者精神不振。

疼痛症状存在扳机点，对扳机点进行刺激，会增加疼痛出现概率，嘴角、眉等位置都属于扳机点，其一般位于面部。当人处于正常活动状态时，疼痛突然发生会导致人体动作停顿，面部痉挛现象出现，患者第一反应是咬牙皱眉，为缓解自身痛感经常用手揉捏疼痛位置，这会使其疼痛处皮肤变得粗糙，用力过大者会导致眉毛脱落现象，疼痛持续时间长，患者会出现焦虑情绪。患者平时进行脑部检查时，不会出现异常体征，只有少数患者面部感官逐渐消退，在检查不出病因的情况下，医生应该询问患者有无其他病史，如高血压，同时对相关神经进行全面检查。

二、护理三叉神经痛的策略

治疗三叉神经痛目前主要分为药物和手术疗法，对于疼痛症状较轻者，选择恰当药物进行治疗即可，常见药物包括以下几种：①卡西马平。该药物具有良好的止痛效果，大约70%的患者服药后能快速起效，缓解自身痛感，但很多患者对此药表现出不耐受特性，服药者出现嗜睡、消化系统失常等现象。对于不耐受型患者，可酌情减轻药量，最初服用每天两次即可，若症状持续时间长，在后期可将服药量增加为每日 3 次，0.6g 是每天最大服药量，超出此量会对服药者身体造成伤害。②苯妥英钠（sodium phenytoin）。此药物适应症和卡西马平相似，效果较差但不会让服药者出现副作用，若服用卡西马平的患者副作用比较明显，可选择此药物，将服药周期延长即可。③中药治疗。中药以调养身体为主，疏通患者体内瘀滞静脉，保证其身体内循环损伤，达到缓解目的，调养后期患者疼痛症状逐渐消失。中药见效慢，若患者急切需要治愈疾病，不建议采用中药调理。

对于症状较重者，可采取手术疗法，迅速治愈患者疼痛。手术疗法包括：①封闭三叉神经周围分支，直接将阻滞药物向三叉注射，达到止痛效果。无水酒精是封闭药物的主要组成，此手术操作简单，但不能根治患者头痛症状，最多只能维持 8 个月，超过此时间范围患者疼痛症状会再次出现。②射频热凝治疗。原理是对三叉神经中存在的痛觉纤维进行破坏，痛觉消失但触觉被保留下来，射频针达到半月神经节后，进行通电加热，将温度控制在 65℃～75℃，对痛觉靶点进行破坏。此方法是目前患者比较能接受的一种方法，对高龄患者相当适用，手术安全性较高。③微血管减压术。此手术方法适用于原发性神经疼痛患者，对三叉神经周围血管进行"减压"，周围血管对三叉神经的压迫力减小，疼痛症状得到缓解。

三叉神经痛与日常的不规范护理有很大关系，做好日常护理，远离头痛症状，生活习惯好，饮食搭配合理，有头痛倾向人群需加强自身调理，用桑菊薄竹、夏枯草等代替日常饮用茶水，有润喉止痛、祛风散热等功效，在闲暇之余喝上一杯，对缓解疲劳很有帮助。患者必须保证充足睡眠，不能长时间工作，睡觉有助于缓解头痛；患者要学会自我调节心情，家人也要避免激怒患者，医生定期对患者进行心理指导，使其树立自信，以平和心态治疗疾病。要适量进行体育锻炼，运动能增强身体素质，还能加快身体代谢，避免血管瘀滞现象。患者可采取散步、慢跑等运动方式，做有氧运动，锻炼是一个长期过程，患者必须每天坚持。做好日常防护，完成日常动作时，如吃饭，尽量放缓咀嚼速度，避免大力牵拉面部其他部位，扳机点受到刺激小，进而减少疼痛次数。天气较冷时出门戴口罩，避免面部直接与冷空气接触，降低疼痛发生概率。食物选择要恰当，尽量少吃硬质食物，如坚果、油炸、辛辣食物禁止食用，饮食正常，不要刻意吃各种补品，否则会适得其反。

第五节　胃癌

一、胃癌概述

胃癌是起源于胃黏膜上皮细胞的恶性肿瘤，是最常见的消化道恶性肿瘤。早期胃癌多无症状，有些患者出现轻度非特异性消化不良症状。进展期胃癌最早出现的症状是上腹痛，常同时有食欲缺乏、体重减轻。发生并发症或转移时可出现一些特殊的症状。贲门癌累及食管下端时可出现咽下困难；胃窦癌引起幽门梗阻时可有恶心呕吐；溃疡型癌有出血时可引起黑粪甚或呕血，转移至肺并累及胸膜产生积液时可有咳嗽和呼吸困难，转移至肝及腹膜而产生腹水时则有腹胀满不适，转移至骨骼剧痛。剧烈而持续性上腹痛放射至背部时表示肿瘤已穿透胰腺。早期胃癌可无任何体征，中晚期胃癌有的上腹部可触及肿块，有压痛。癌肿转移可出现相应脏器受累的体征。

二、护理要点

（一）一般护理

早期胃癌经过治疗后可从事轻体力工作，但应避免劳累。中、晚期患者则多卧床静养，避免体力消耗。保持环境安静、舒适，减少不良刺激。长期卧床的患者，应鼓励其进行深呼吸和有效咳嗽，定时更换体位，以防止肺炎及肺不张。鼓励患者多进食，给予适合患者口味的高热量、高蛋白易消化饮食，可少食多餐。对有吞咽困难者及不能进食的中晚期患者，遵医嘱给予胃肠外营养，以维持机体营养平衡。

（二）病情观察

胃癌疼痛时，应密切观察疼痛的部位、性质和程度，有无伴随恶心、呕吐、消化道出血，有无进行性加重的吞咽困难及幽门梗阻等表现。如有突发腹部剧痛及腹膜刺激征，应怀疑急性穿孔，须及时通知医生并协助做好相关检查或术前准备。

(三) 用药护理

近年来，新一代的化疗药物被用于胃癌患者，提高了胃癌的治疗水平。这些化疗药物除了具有细胞毒性药物的一般副作用 (静脉炎、胃肠反应、骨髓抑制、脱发等) 外，也具有各自特殊的毒性反应，护士应做好相应的护理，使药物的毒性副作用降至最低。

1. 神经毒性

奥沙利铂骨髓抑制轻微，不产生心脏毒性，没有肾损害及听力损害，但周围神经损害是奥沙利铂最常见的副作用。神经毒性以急性、短暂的症状较为常见，并可能出现可逆的累积性的感觉神经异常，主要表现为四肢麻木、刺痛感，有时可以出现口腔周围、上消化道及上呼吸道的痉挛及感觉障碍。冷刺激可激发或加重急性感觉障碍及感觉异常。护理如下：

(1) 奥沙利铂必须用 5% 葡萄糖注射液溶解、稀释，禁与生理盐水、碱性制剂等一起使用，也不能用含铝的静脉注射器具，以免产生难溶物质及铂被铝氧化置换而增强其毒性。

(2) 化疗前必须向患者详细告知奥沙利铂的神经毒性，以利于患者观察发现，及时告知医务人员。

(3) 从用药之日起至用药周期结束，每天评估患者口周、肢端感觉及其他外周神经反应的程度及持续时间，做好记录，并及时反馈给医生。

(4) 指导患者化疗期间不能接触冷刺激，应使用温水洗脸、漱口及避免进食冷饮等，天气寒冷时在注射肢体远端置热水袋，热水袋温度低于 50℃，应加棉被，穿贴身松软保暖衣服，戴手套等。

(5) 遵医嘱配合应用神经营养剂。

(6) 滴注奥沙利铂出现外渗禁止冷敷，以免诱发或加重毒副反应，可选用 5% GS20mL+ 地塞米松 5mg+2% 普鲁卡因 2mL 局部封闭，疗效较好。

2. 腹泻

胃癌患者接受 FOFIRI (伊立替康联合氟尿嘧啶)、XEURI (伊立替康联合卡培他滨) 方案治疗容易出现腹泻。腹泻分为急性腹泻和迟发性腹泻，多在化疗第一周期出现。护理如下：

（1）注药前嘱患者禁食 2 小时，遵医嘱给予预防性药物，如阿托品等。

（2）一旦出现稀便即遵医嘱给予洛哌丁胺抗腹泻治疗。

（3）指导患者进食少渣、无刺激性饮食，鼓励多饮水，每日 3000mL 以上。

3. 口腔黏膜炎

胃癌患者使用氟尿嘧啶时口腔黏膜损害发生率较高，护理如下：

（1）指导患者进食高蛋白、高热量、细软、温度适宜，不含辛辣刺激性的食物，戒烟酒。

（2）餐前、餐后及睡前及时漱口，清除食物残渣，宜用软毛牙刷及无刺激性牙膏刷牙，禁用牙签剔牙。

4. 手足综合征

手足综合征（HFS）也叫肢端红斑，目前已被证明是卡培他滨的剂量限制性毒性所致，有较高的发病率。按照美国国立癌症研究所（NCI）的分级标准分为 3 度，Ⅰ度：轻微的皮肤改变或皮炎（如红斑、脱屑）或感觉异常（如麻木感、针刺感、烧灼感），但不影响日常活动；Ⅱ度：皮肤改变并伴疼痛，轻度影响日常活动，皮肤表面完整；Ⅲ度：溃疡性皮炎或皮肤改变伴剧烈疼痛，严重影响日常生活，明显组织破坏（如脱屑、水疱、出血、水肿）。护理如下：

（1）做好关于化疗药物的健康宣教，促使患者自觉监测 HFS 症状和体征，减少 HFS 发生率和程度。

（2）告知患者用药期间避免日光照射，洗浴时水温不可过高。穿宽松的衣服和舒适、透气的鞋袜，以避免对皮肤产生不必要的压迫；坐或躺在松软的表面上且尽可能抬高腿部促进血液回流，减轻水肿。

（3）遵医嘱进行预防性治疗，口服大剂量 VitB6 预防治疗能减少 HFS 的发生。对于出现 HFS 的患者，给予大剂量 VitB6 治疗的同时保持患者皮肤湿润，可控制患者局部症状的加重。

（四）对症护理

1. 吞咽困难

贲门癌患者出现吞咽困难时应评估患者进食梗阻的程度，是否仅在进食干燥食物时有哽噎感，还是逐步加重，甚至发展到进半流食、饮水都有困难。指导患者饮食以温热食物为宜，避免进食冷食及辛辣刺激性食物，以免引起食道痉挛，发生恶心、呕吐、疼痛等。当患者出现哽噎感时，不要强行吞咽，否则会刺激局部癌组织出血、扩散、转移和疼痛。在哽噎严重时应进流食或半流食，对于完全不能进食的贲门癌患者，应采取静脉输注高营养物质以维持机体代谢需要。

2. 幽门梗阻

禁食，进行胃肠减压，遵医嘱静脉补充液体和营养物质。

(五) 心理护理

护士应及时了解患者及家属的心理状态，并给予心理上的安慰和支持。适时提供疾病治疗及检查的信息，及时解答患者及家属所提出的疑问。帮助患者面对现实，调整情绪，以积极的态度应对疾病。对采取了保护性隐瞒病情措施的患者，应与医生沟通，统一内容回答患者的疑问。对晚期患者要充满爱心，给予人文关怀，使患者能较安详、无憾、有尊严地离开人世。

第六节　急性阑尾炎

一、急性阑尾炎概述

阑尾炎作为一种常见多发的外科病，在年轻人中发病较高，男性发病率通常超过女性。按照发作缓急，将其划分成慢性阑尾炎与急性阑尾炎。临床上多为急性阑尾炎，患者病情发作时有恶心、腹痛、发热、呕吐等症状。当下，治疗阑尾炎往往采取手术方式，术后若没有给予患者科学护理，会导致术后疼痛、感染、出血之类并发症，增加患者的住院天数。下面简单介绍阑尾炎的科学护理。

二、急性阑尾炎患者的护理

由于急性阑尾炎发病急、病程短，患者在手术前几乎没有时间进行术前护理，往往是由医护人员根据其临床症状进行诊断，之后输液和抗生素预防感染。在这一过程中患者要配合医护人员的操作，并以乐观积极的态度面对手术。在术前6h禁止饮水，术前12h禁止饮食。防止患者术中出现呛咳导致窒息。

（一）术后卧位护理

阑尾炎患者术后应强化卧位护理，通常应根据患者在手术时所选择的麻醉方式确定术后卧位。若手术采取的是腰椎麻醉，则术后不用枕头平卧6小时左右，如此可避免脑脊液渗出外面导致头痛；若术中使用持续硬膜外麻醉，则术后也应不用枕头平卧休息；全麻患者术后体位没有特别规定，术后12小时即可帮助患者维持半卧位，此方法可加速腹腔引流，防止炎性物质汇聚盆腔，对避免术后感染等并发症大有帮助。术后可酌情按摩身体，鼓励患者及早开展恰当的离床活动。

（二）切口护理

对术后切口强化科学护理是关键的防止切口感染举措。首先应紧密留意切口四周皮肤情况，进行消毒及清洁护理，防止术后发生切口感染。如果患者术后三五天内体温连续升高，或体温降低之后又上升，则应怀疑是否为切口感染。这时应马上查看患者切口四周皮肤有无触痛、红肿等症状，必要时请求医护人员帮助。术后切口在愈合时会有发痒的症状，此乃正常现象，千万不可触碰或抓挠伤口。现在阑尾炎患者通常采取腹腔镜手术治疗，手术切口通常不大，术后约一星期即可痊愈与康复。

（三）饮食护理

手术当日，阑尾炎患者应从严管控饮食，术后首日一般可给予少许流食，次日可食比较清淡的软食。患者术后三四天即能正常饮食，但最好是营养高且便于消化的清淡食物。可加大新鲜果蔬的摄取量，并可吃些维生素及蛋白质含量高的食物，以保证获取均衡营养。对于含有较多粗纤维的食物，如芹菜、菠萝、香菜、韭菜及蒜苗等，由于难以吸收与消化，不利于伤口愈合，尽可能避免食用。

（四）术后并发症的预防和护理

阑尾炎患者在手术治疗后或会产生一些并发症。其中术后切口感染通常和手术实施时的相关污染关系密切，因此，术后应密切留意患者的切口状况，并且应留意患者术后的体温状况。若术后患者感到伤口剧烈疼痛，而且伤口四周皮肤有触痛及红肿现象，则要怀疑可能存在切口感染，应第一时间与医生联系，及时处理。手术后患者腹腔发生内出血，通常和阑尾系膜结扎线脱落存在关系。当患者腹腔发生内出血时，通常会出现腹痛、冒冷汗、血压下降、面色苍白、腹痛乃至休克等症状。这时要马上让患者采取平卧位，并且为患者提供氧气、开展静脉输液，然后抽血，紧接着鉴定血型、交叉配血，为患者做好手术止血的准备工作。手术后，患者若存在腹腔残余脓肿，往往会有连续腹胀、高热、腹痛等，有时还会出现中毒症状。这时要让患者立即采取半卧位加速引流，以改善中毒症状，同时要交代患者按照医嘱用药，经过一段时间观察后，如果发现患者病情依然没有好转，要及时向医生汇报，以便提早实施引流手术。如果是老年患者，术后尤应重视保暖护理，应常常帮助患者拍背，以利排痰及咳嗽，避免发生坠积性肺炎。

（五）术后运动护理

患者术后由于切口持续痊愈和机体康复，能够离床参与适量的运动。运动时一要注意不可过于猛烈，动作幅度要适当；二要保证活动量适度，避免出现切口破裂。患者出院后，在做家务或上班时期，不能长时间坐着，而是每隔30分钟站起来活动活动。术后3个月内尽可能避免干重体力活，也不要过夫妻生活，以免导致伤口裂开。

最后需要提醒大家，阑尾炎患者术后若康复较佳，且没有其他不良反应，无须复查；若术后切口疼痛、红肿、腹胀、腹痛、呕吐、恶心等症状显著，要第一时间前往医院复查。

第七节　肠梗阻

一、肠梗阻的分类

（1）按病因分类。按照病因可将肠梗阻分为机械性肠梗阻、动力性肠梗阻、血运性肠梗阻。其中，机械性肠梗阻比较常见，指的是因肠内、肠外以及肠壁等多种不同机械性因素引起的肠内容物通过性障碍。动力性肠梗阻指的是因肠壁肌肉的运动功能失调导致。动力性肠梗阻又可分为痉挛性和麻痹性两种，痉挛性是因肠管副交感神经过度兴奋以及肠壁肌肉过度收缩，导致肠内容物无法运行，麻痹性是因毒素刺激肠管或交感神经反射性兴奋而失去蠕动能力，使肠内容物不能运行，而且痉挛性和麻痹性可在同一患者的不同肠段中同时存在，称为混合型动力性肠梗阻。血运性肠梗阻指的是因肠系膜血管内血栓形成，血管栓塞，使肠管血液循环出现障碍，导致肠蠕动功能丧失，从而使肠内容物出现停止运行现象。

（2）按肠壁血循环分类。按照肠壁血循环可将肠梗阻分为单纯性肠梗阻和绞窄性肠梗阻。其中，单纯性肠梗阻有肠梗阻存在，但没有肠管血循环障碍；而绞窄性肠梗阻有肠梗阻存在的同时肠管血循环也存在障碍，严重时还会出现肠管缺血坏死。

（3）按肠梗阻程度分类。按照肠梗阻的严重程度可分为完全性肠梗阻和部分性或不完全性肠梗阻。

（4）按肠梗阻部位分类。按照肠梗阻部位可将肠梗阻分为结肠梗阻、低位小肠梗阻以及高位小肠梗阻。

（5）按发病轻重缓急分类。按照发病轻重缓急可将肠梗阻分为急性肠梗阻和慢性肠梗阻。

（6）闭袢性肠梗阻。闭袢性肠梗阻指的是患者一段肠袢的两端都有受压同时也不通畅，闭袢性肠梗阻容易出现肠壁穿孔和坏死。

二、急性肠梗阻患者需要护理的问题

（1）腹胀腹痛。肠梗阻后，在梗阻位置以上的肠道会更加努力地蠕动，试图让肠内容物通过梗阻部位，患者咽下的气体、胃肠道分泌的肠液都会在梗阻位置存留，导致此处腹胀。而且，梗阻部位的过度蠕动，也会引起一阵一阵的疼痛；当肠梗阻更加严重时，患者也会腹痛不止。

（2）体液丢失和休克。肠道本应在体液循环中发挥重要作用，因此，肠梗阻患者会出现体液丢失、缺水、电解质紊乱、酸碱平衡失调等问题，最终引起休克。

（3）细菌繁殖和中毒。肠梗阻患者的肠道通透性变大，肠腔内的细菌大量繁殖后就会移位，细菌和毒素会深入腹腔和血液，最终导致毒血症、腹膜炎。

（4）呼吸循环障碍。肠梗阻患者的肠腔扩张、膨胀，引起腹压升高，导致膈肌上升，妨碍腹部的气体交换，而且会妨碍下腔静脉血液的回流。

（5）并发症。急性肠梗阻患者的肠管会扩张，肠管壁会变薄，血运出现障碍。如果肠梗阻患者没有得到及时的治疗，患者的肠管就会缺血、坏死，继而溃破、穿孔，接着患者腹腔内就可能发生感染，出现腹膜炎。而且，肠梗阻患者的感染容易波及全身，结果就是发生脓毒血症、感染性休克。此时，肠梗阻患者就有了生命危险。此外，长期卧床的肠梗阻患者的下肢中还可能形成深静脉血栓。

（6）心理情绪。由于肠梗阻常常会引起剧烈的腹痛，又不能立即给患者止痛，肠梗阻患者往往会有焦虑、恐惧的心理和情绪。

三、肠梗阻患者手术前的护理

（1）体位护理。患者应采取低半卧位，使腹部张力得到减轻的同时也使循环和呼吸系统功能得到改善，休克患者应采取平卧位，并将头偏向一侧，避免误吸使患者出现窒息或吸入性肺炎。

（2）饮食护理。肠梗阻患者手术前需禁水禁食，待梗阻手术 12 小时后，可进食少量的流质食物，但对豆浆、牛奶等食物要禁食，避免患者出现胀气，48 小时以后可进食半流质食物。

（3）病情观察。在进行手术前，医护人员应密切观察患者腹痛、腹胀、呕吐以及腹部体征等情况，同时定时对患者的体温、呼吸、血压以及脉搏进行测量。若患者体征以及症状有加重情况时，需要考虑肠绞窄的可能。

四、肠梗阻患者手术后的护理

（1）胃肠减压。患者在手术后肠蠕动恢复以前，需保持有效胃肠减压，并对引流管进行定期冲洗，使引流管保持通畅，避免堵塞，对引流瓶内的负压进行定时检查，并注意观察引流液的量和颜色。

（2）饮食调整。患者在手术后应先禁食，并通过静脉输液补充营养，以维持身体电解质的平衡，待患者排气后，再将胃管进行拔除。在胃管拔除当日，可每隔 2 小时喝 20～30mL 的水；术后第 2 天，可每隔 2 小时喝 50～80mL 的米汤，每天喝 6 次左右；术后第 3 天，可进食一些流质食物，比如蛋汤、骨汤、藕粉等，每次 100～150mL，每天喝 6 次左右；术后第 4 天，可进食一些稀粥；术后一个星期以后，患者可进食半流质食物，比如面片、蛋羹等；术后半个月以后可吃软饭，但对一些油炸、生硬以及刺激性食物要禁食。

（3）体位护理。手术后的患者应鼓励其尽早下床活动，从而促进胃肠功能尽快恢复的同时也能防止肠粘连。

（4）心理护理。肠梗阻患者基本存在焦虑、紧张等情绪。医护人员应结合患者的心理特征，进行动态性、连续性心理指导同时应与患者进行及时沟通，并对患者耐心讲解肠梗阻的病因、治疗方式以及预后，从而使患者的恐惧、紧张以及焦虑心理得到消除，进而使患者能积极配合进行病情护理和治疗。

（5）疼痛护理。若患者没有无肠麻痹或肠绞窄的话，可根据医嘱服用阿托品类抗胆碱药物，从而解除胃肠道平滑肌痉挛，同时也能缓解腹痛；若患者为痉挛性、不完全性肠梗阻，可沿着顺时针方向，对腹部进行轻柔按摩，还可使用毛巾对腹部进行热敷，从而促进肠蠕动的恢复。

（6）健康指导。首先，合理饮食。避免暴饮暴食的同时对生冷、辛辣以及刺激性食物要少吃或不吃，多吃营养丰富、容易消化吸收的食物，还有反复发生粘连性肠梗阻的患者要少吃粗纤维食物。其次，若肠梗阻患者伴有便秘，可通过调整饮食结构或通过腹部按摩的方式来保持大便的畅通，严重便秘者可服用缓泻剂来避免用力排便。再次，加强自我检测。患者应对自己的身体情况进行实时观察，一旦出现腹胀、腹痛或呕吐等不适症状时，需要立即前往医院进行就诊。最后，保持愉悦心情。患者应保持身心舒畅，同时可结合自身的实际情况，进行适量的体育锻炼，如通过散步、慢跑、打太极、做健身操等运动方式，来提高自身的免疫力和抵抗力。

总的来说，肠梗阻是目前比较常见的一种肠胃病，而且发病原因比较复杂，但大多与我们的饮食习惯有一定关系。还有肠梗阻不仅会使患者的肠管本身出现异常病理变化，也会使其他内部器官受到影响。想要对肠梗阻进行有效预防，就需要在注意个人卫生的基础上，多喝水的同时也多吃新鲜的水果蔬菜。因水果蔬菜可帮助粪便软化，防止便秘。另外，即使工作再忙，也要进行锻炼，只要每天都能坚持有氧运动，就可以对肠梗阻进行有效预防。

第六章　妇产科常用护理技术及治疗护理

第一节　会阴切口感染

会阴切开术是产妇分娩时为缩短第二产程，减轻盆底组织对胎头的压迫，避免会阴及盆底组织裂伤，提高母婴生存质量而常用的手术。由于导致会阴切口感染的因素较多，增加了切口感染的机会。

一、感染因素分析

妊娠合并症对产妇术后感染的发生具有重要影响，如果产妇患有高血压、贫血等并发症，那么患者的身体免疫力就会显著降低，如果产妇有阴道炎、宫颈炎等生殖道感染疾病，会增加术后切口感染的发生率。生殖道感染、胎膜早破及产道裂伤，均会对产妇机体的病菌防御机制造成损害，导致细菌滋生进入切口位置，引发感染。另外，阴道检查次数过多和备皮至会阴侧切时间过长，都利于细菌滋生，增加切口感染发生率。

二、护理措施

（1）产前评估产妇会阴部皮肤有无白斑、湿疹、瘙痒、阴道黏膜有无破损等情况，经过评估对存在外阴阴道炎的产妇进行检查，针对检验结果进行对症处理。

（2）待产室和产房的准备。产妇待产后及时更换待产床单，待产室每日紫外线照射 2h。产房每日用动态消毒器空气消毒 2h，物体表面每日用含有效氯 500mg/L 的消毒液擦拭消毒。产床每人一用一消毒。进入产房的人员必须佩戴无菌有效期内的口罩、帽子，穿产房专用拖鞋及隔离衣。限制进入产房的人员，以减少人员走动。接生时所使用的无菌物品必须无菌合格，且在无菌有效期内，禁止使用过期物品。

（3）接生人员要有较强的无菌观念和熟练的无菌技术，并且贯穿在整个分娩过程中。产妇待产期间，尽量减少阴道检查。必须阴道检查时，要进行严格规范的会阴消毒，方可进行检查。外阴消毒前用消毒纱布置于阴道口，防止冲洗液进入阴道。会阴侧切前用 0.5% 的碘伏严格消毒会阴及阴道黏膜，适用无菌纱布遮挡肛门。在胎头拨露有 3~4cm 时，用 1% 的利多卡因进行阴部神经阻滞麻醉。切口部位自会阴后联合 0.5cm 处，角度为会阴后联合中线左侧 45° 方向剪开，切口大小一般为 4~5cm，黏膜、皮肤切口内外要一致。如果会阴高度膨隆，侧切角度采用 60°~70°。若切口角度过大，导致肌肉组织切开量多，张力大，提高愈合难度；若切口过小，切口容易发生严重延裂，导致缝合时间延长，增加感染机会。切开时间掌握在切开后 5~10min 内胎儿娩出，避免过早会阴切开，用无菌纱布覆盖压迫会阴切口，减少出血和感染。胎盘娩出后要尽快缝合切口。缝合前认真检查小阴唇内侧、尿道口周围、阴道壁及宫颈有无裂伤，切口顶端位置及对侧情况，用 0.5% 的甲硝唑溶液冲洗切口，用 0.5% 的碘伏消毒切口周围皮肤。对产前合并阴道炎及多次阴道检查等影响切口愈合的要重复使用一次 0.5% 的甲硝唑溶液冲洗。适用无菌纱布遮挡肛门、无菌巾铺台及更换无菌手套，暴露好切口后开始缝合。使用 2—0 可吸收缝合线连续缝合阴道黏膜层、肌层和皮下脂肪层，3—0 可吸收缝合线皮内连续缝合。阴道黏膜第一针缝合超过切口顶端 1cm，切口缝合针距不宜过密，缝线松紧适宜，进针出针注意对称，穿透切口基底层不留无效腔，缝合最后在处女膜环与切口起点的黑白交界处 8 字缝合。有活动性血管出血，先 8 字缝合止血后再行切口缝合。缝合时避免缝线垂于肛门。缝合结束后常规检查切口顶端是否有空隙、缝线的松紧情况，阴道内有无血肿及纱布残留，常规肛门检查，避免缝合线穿过直肠壁，0.5% 的碘伏无菌纱布湿敷伤口至产妇第 1 次排小便时。

（4）在分娩过程中，由于产妇对医学知识的缺乏，心里对分娩产生恐惧，医务人员要为产妇提供帮助。医务人员态度要和蔼，取得产妇的信任，解除产妇的焦虑、恐惧心理。执行会阴侧切时医务人员要对产妇进行细致耐心的解释，说明侧切的好处、侧切前要进行的神经阻滞麻醉，通过麻醉在缝合时会感觉无痛或有轻微的疼痛，痛苦较小以及产后切口的恢复情况等。产后常规预防性使用哺乳期安全的抗生素[①]，对产前有阴道炎或手术操作时间较长者更有必要，使用时间一般为 3d。每日 0.5% 的碘伏会阴擦洗 2 次，擦洗物品一人一用一消毒，预防交叉感染。术后密切观察伤口情况，发现有渗血或血肿形成及出现红肿热痛等，立即报告医生进行相应处理。伤口水肿者用 50% 硫酸镁湿热敷，产后 24h 红外线烤灯照射，每日 2 次，每次 30min。指导产妇在产后最初几天尽量取健侧卧位，防止恶露细菌入侵伤口以及便于伤口内渗血引流。仰卧位的时间不可过长，在疲劳时可做短暂的调整。坐位时身体重心偏向健侧，防止伤口受压导致皮层错开和疼痛。产妇下床活动时注意防滑，避免摔倒预防切口裂开。帮助产妇早日开奶，促进子宫收缩，减少恶露产生。加强产妇膳食管理，加强营养，增加机体抵抗力。鼓励产妇多吃蔬菜，多喝汤，不吃辛辣食物，保持大便通畅。当便秘时不可进气用力，可选用开塞露帮助排便而防止伤口裂开。鼓励产后第 1 次排大小便，有尿意时立即排尿，防止尿潴留，避免感染机会增加以及影响子宫收缩。注意个人卫生，保持外阴清洁干燥，及时更换卫生护垫避免湿透而浸泡伤口，勤换内衣裤且日光下暴晒达到消毒目的。大便后由前向后擦拭，禁止由后向前，以免污染伤口。每次便后有专用盆用温开水冲洗外阴，0.5% 碘伏伤口消毒。

　　会阴侧切术是产科最常见的手术之一，虽然组织损伤大，出血较多，由于其安全易控制，不易发生Ⅲ度裂伤，临床采用较多。由于会阴侧切口的特殊位置，距离尿道、肛门较近，影响切口愈合的因素增多。采取科学合理的技术操作和护理是切口成功愈合的关键。会阴切口的愈合与接生人员的无菌技术操作和正确的缝合技术有直接的关系。所以要求接生人员要有熟练的缝合技术，不仅要恢复组织原解剖关系，缩短缝合时间，还要避免缝线过松和留有腔隙，防止有血肿发生及恶露进入伤口。防止缝合线穿过直肠壁，避免重新缝合时给产妇增加痛苦和切口感染的机会。

　　接生人员还要有高度的责任心和无菌观念，不使用过期、灭菌不合格的无菌物品，如有无菌物品被污染或疑有污染要及时更换，把无菌技术运用到分娩过程每一个环节中。目前临床采用的可吸收缝合线由于比较光滑，为防止线结松开，一般都要打 3 个结。线结过多也影响切口的愈合，因该缝合

---

① 卫振红，方言珠，路沛，等. 剖宫产术预防性应用抗生素的探讨 [J]. 上海预防医学杂志，2002，14(3): 107-108.

线的张力要较好，最好是采用连续缝合法。临产及产后的心理护理至关重要，通过心理护理，取得产妇的配合，使其能顺利分娩。会阴侧切对产妇心理、生理及生活造成一定的影响。医务人员要随时观察产妇的情绪、行为变化，鼓励产妇表达其不良情绪，重视产妇的主诉，了解产妇的心理问题，及时给予心理疏通，及时处理产妇的伤口疼痛、乳房奶胀等不适。坚持以预防为主，做好产前健康教育，鼓励孕妇多运动，合理饮食，防止肥胖而影响切口愈合；对有营养不良、贫血及合并阴道炎、糖尿病等产妇在产前就要采取相应的措施，以促进产后切口的愈合。鼓励产妇早日下床适度活动，促进身体恢复。

第二节　妇科阴道炎症灌洗

一、阴道炎概述

阴道炎是育龄妇女常见的阴道感染疾病，属于多发病之一，近年来阴道炎症倾向于阴道局部用药，认为药物直接作用于病原体，同样有较好的效果，可以降低副反应。

阴道炎的症状如下：外阴灼热，阴道分泌物增多，伴有恶臭或鱼腥样异味，白带呈灰色或黄色和豆渣样、泡沫样（为厌氧菌代谢产生气体所致）、脓样分泌物。

二、护理措施

（一）灌洗护理

根据病原体性质，按医嘱执行配制阴道灌洗药液。先冲洗外阴，然后置入妇科窥器，动作轻柔，操作轻微谨防损伤阴道黏膜。由于大量细菌紧紧黏附着阴道壁以及宫颈前、后穹窿，冲洗过程应注意死角残留，达到治疗效果。

局部可见外阴炎症、外阴溃疡、阴道黏膜充血或有出血点、阴道黏膜上皮肿胀表面不平，组织脆弱、水肿。充血引起阴道灼热感，触及容易引起出血。阴道灌洗时应注意这种情况，以免发生损伤或出血意外，增加病人痛苦。

由于大量细菌黏附着阴道壁以及前、后穹窿，操作时一边冲洗，一边用大棉棒擦洗阴道壁四周围以及宫颈前、后穹窿，注意转动窥器，充分暴露宫颈，使分泌物彻底冲洗干净并流出。

灌洗完毕，用大棉棒把阴道的水抹干，然后阴道上药，再用大棉棒把药栓推进后穹窿位置，使药栓能够安稳存放，充分溶解吸收，达到治疗目的。

(二) 防止交叉感染

由于滴虫性阴道炎和真菌性阴道炎，通过浴具、器械、用过的物品间接传染，因此在操作前必须做好隔离措施，治疗床上准备有胶单、一次性治疗单，每次灌洗完毕及时更换。灌洗桶连接分长管与短管冲洗头两段，灌洗完毕及时弃去冲洗头，疑有污染全套器具必须更换。一旦发生感染，不仅给患者增加痛苦和精神压力，而且造成交叉感染。

(三) 心理护理

阴道炎感染出现局部红肿、灼热、瘙痒、白带异味，导致妇女精神压力加重。一是怀疑丈夫有外遇染上性病传染自己；二是有无意识感染原因；三是有封建的思想作怪，觉得有这种病难为情；等等，不想到医院找医生诊治，或者到江湖医院看病，造成阴道炎症未能控制，达不到治疗效果。因此护士在灌洗过程，应特别注意病人的思想情绪，了解病情，一边操作，一边和病人交谈，使患者能够坚持治疗，收到满意效果。

(四) 卫生宣教护理

向患者宣传阴道炎发病原因、症状，正常阴道具有一定的防御功能，通常阴道分泌物呈酸性，pH 维持在 4~4.5。如果长期用灌洗阴道的方法或药液擦洗外阴，而导致机体免疫功能下降，往往容易出现阴道炎症。宣传卫生常识，公共场所注意卫生，特别在月经周期讲究清洁卫生，勤换卫生巾和内裤，不要购买不合格的卫生用品，谨防交叉感染。治疗期间，禁止过性生活，防止细菌直接传播。

第三节 剖宫产术护理

剖宫产术是产科处理高危妊娠的重要方法之一，其可以解决伴有严重合并症和并发症的难产，降低围生期母婴病死率。但是剖宫产术后也存在切口疼痛以及卧床休息导致缺少下床活动，造成腹胀以及恢复缓慢等弊端，不利于产妇术后的恢复。快速康复护理模式是以循证医学为证据，对外科手术患者围手术期的护理进行改善和优化，目的在于缩短患者住院时间和减少并发症，促进其快速康复。快速康复护理有助于妇产科手术及卵巢切除手术等外科手术的术后康复。

一、剖宫产术前、术中、术后护理

(一) 剖宫产术前护理

（1）健康教育。剖宫产手术前护理人员应向孕妇及其家属讲解快速康复护理的相关知识，明确该护理方案的目的和优势，并了解产后相关配合方式，提升产妇的依从性，以期取得更好的护理效果。

（2）心理指导。完善入院宣教和术前宣教，使产妇了解手术流程，积极耐心与产妇沟通，解答产妇的各类疑问。

（3）缩短术前禁食禁饮时限。嘱咐孕产妇在规定时间禁食禁饮，术前禁食 6h、禁饮 2h，告知产妇各方面手术的配合技巧。

（4）选择合适的放置尿管时机。术前 30min 留置导管，减少尿管体内留置时间，以减轻不适。

(二) 剖宫产术中护理

（1）根据产妇的实际情况给予适量的麻醉剂量。以保证麻醉效果正好维持整个产程结束，术后残留较少，有效促进产妇及早恢复正常意识。

（2）采取保温措施。为避免产妇出现低温寒战的并发症，将产房内的温度和湿度调至合适范围，并将术中所使用到输注液体提前进行加温操作。

（3）缩短剖宫产手术时间。在剖宫产手术之前制订详细的手术计划，简化消毒流程，术中熟练配合医师，减少药品、器械的传递错误，尽量缩短孕产妇手术区的暴露时间。

（三）剖宫产术后护理

（1）饮食指导。术后 2h，根据产妇的情况，给予产妇饮水 5 ~ 10mL/ 次，并评估每次饮水情况，逐渐增加饮水量，术后 6h 指导产妇进食，食物以全流食为主，待肛门排气正常后逐渐恢复普通饮食。

（2）体位管理。术后监护产妇生命体征，若 BP > 90/60mmHg，则协助产妇保持平卧，垫软枕，如术后 6h 各项体征稳定，阴道失血量 < 500mL，且无眼花、头晕等表现，可将床头抬高 30°，使其保持半卧位。

（3）主动运动指导。指导产妇术后进行锻炼，嘱产妇按摩足部和小腿，3 次 /d，5min/ 次，指导产妇按摩乳房以促进泌乳，随着产妇四肢关节灵活性的提高，可指导产妇进行踝关节背伸、内翻、外翻等踝泵运动及下床活动。

（4）心理护理。术后产妇痛苦程度比较严重，护理人员需要帮助其调节情绪，建立做母亲的自豪感，缓解其不良情绪，使其能够积极配合护理，对产妇困惑、疑虑及时进行解答，协助其尽快地转换到母亲角色中。

（5）母乳喂养指导。产后加强母婴同室护理，主张母乳喂养，指导其掌握正确的母乳喂养方法，对于存在乳头内陷的产妇，护理人员及早进行纠正，向产妇讲解母乳喂养的优点，使其能够积极配合；指导产妇正确的哺乳姿势，避免产妇过早添加奶粉，以免影响新生儿吸吮。

（6）疼痛管理。术后均使用镇痛泵连续镇痛 48h，护士每 6 ~ 8h 评估产妇疼痛程度，疼痛分值 > 3 分者，检查镇痛泵的工作状态及管路是否通畅，按镇痛泵自控键止痛，如疼痛无改善，报告医生采取止痛药的方式镇痛。

二、寒战护理

（一）术前访视护理

1. 术前访视重要性

手术是一种治疗手段，同时也是对患者躯体的一种创伤，实施剖宫产术之前，产妇常常会产生焦虑、紧张情绪，担心手术意外或术后并发症的发生，除此之外，产妇还对胎儿健康状况担忧，上述心理压力均可导致产妇精神紧张，增加发生寒战的机会。张月敏认为，术前访视的手术患者，焦虑值、心率、血压比不访视的手术患者低并且稳定，术中并发症减少，术前访视可提高手术护理质量，降低手术麻醉风险，减少护理不良事件发生。张建秀分析心理因素对手术影响导致体温下降，增加寒战发生率。术前长时间空腹，机体产生饥饿感，增加患者焦虑和不适感，降低患者自身抵抗能力，导致患者出现麻醉期间低血压和低体温。术前访视能为手术患者提供心理支持，评估患者需求，掌握手术患者情况，有利于维持患者生命体征，体现对手术患者的人文关怀。

2. 术前访视的实施

手术室护士手术前与产妇及家属接触，为产妇及家属进行健康教育，减轻患者术前焦虑和心理压力。告知患者手术过程中及术后的注意事项，包括产妇之间的相互宣传，怕痛的产妇给予麻醉镇痛剂，并且与产妇加强沟通交流，缓解产妇的紧张情绪，减轻思想压力，引导产妇坦然面对手术并积极配合，对麻醉中腰麻、硬膜外麻醉配合采取低头双手抱膝侧卧位技巧进行模拟示范，同时产妇根据访视人员指导学习张口呼吸，增强产妇主动配合手术的意识。术前访视时间一般在术前1d下午访视产妇，术前12h与术前2h访视相结合效果更优，术前访视者主要为巡回护士到产妇床边主动与患者及家属交谈，面对面进行交流10~15min，亦可由专职护士通过播放视频对产妇及家属进行宣教，急诊手术应利用接产妇过程，在麻醉前对其进行术前指导，消除因知识缺乏而引发的紧张、焦虑等情绪。

(二)围术期保温

手术室室温、麻醉、术中皮肤消毒均可引起产妇体温下降，引起寒战发生。

1. 提高环境温度

最有效、最简单的防止中心体温下降的方法是升高环境温度。国内有研究者认为手术间温度应严格控制在24℃~26℃，朱小燕认为术前室温为23℃~25℃，麻醉和消毒时室温为23℃~28℃；目前认为手术室内的理想温度应该处于25℃~28℃，研究认为手术室温度在24℃以上能够预防患者出现低体温，但手术室也不宜过高，控制在24℃~25℃为宜，过高的室温会促进各类致病菌的繁殖增长，也会给室内的工作人员造成不适。

2. 体表加温

40℃恒温保温垫将热量传递到患者背部体表，提高皮肤温度，减少体表热量流失，还可将体表的部分热量转移到体内，防止体温过低和术后寒战的发生。通过盖被子大约可使皮肤热量散失减少30%，但是这属于被动保温，仅适用于温暖环境中进行小手术时的被动措施，采取主动加温措施才能预防手术低体温发生，术中使用充气式保温毯加热温度（40+2）℃持续吹暖风，覆盖体表四肢，提高患者外周皮肤温度，隔除了体表热量向周围环境扩散，更好地维持术中患者体温，减少低体温发生，降低术中寒战发生率。

3. 细致护理保温

当产妇进入产程时会发生宫缩，此过程中产妇常常会大汗淋漓，此时应及时为产妇擦汗，以减少汗液蒸发带走部分体温，在产妇的接送途中也要注意保温。尽量缩短皮肤消毒时间，消毒完尽快铺单，待手术铺巾盖好再根据术者需要降低室温到24℃，术中注意双肩、双足保暖，冬季可在双足底放置50℃热水袋，预防寒战。手术间应保持40%~60%的相对湿度，以减少蒸发散热。胎儿取出后，用温盐水纱布垫擦拭宫腔，热敷子宫，促进子宫收缩及减少体腔热散失。切口冲洗时避免切口周围敷料、手术床的潮湿，这样也能有效预防寒战的发生。术毕提前30min通知病房，备好床单和保温准备，如开启电热毯、加温盖被等。

4. 术中加温输液或输血

椎管内麻醉药初量用足后，阻滞区血管扩张，有效循环血量减少，血压下降，此时，麻醉医生用加快输液速度来纠正血压，造成大量低温液体短时间内进入血液，吸收机体大量的热量，增加产妇的能量消耗，体温下降，引起不同程度的寒战。相同时间输入未加温液体量越多，寒战率越高，相同未加温液体量输入时间越短，寒战率越高；手术时间越长，输入液体量越大，寒战发生率越高。在手术中需要输液时应对液体加温，以减少孕妇的热量散失，加温液体的温度在37℃~41℃均可，用输液加温器加温液体至41℃后输入，能在一定程度上减少寒战发生率，增加患者舒适度，但单纯加温输液并不能防止患者术中体温下降的趋势。静脉输液加温器加温液体时，由于术中输液速度较快，液体流经加温器时间短，输入液体未能充分加温，建议用恒温箱预加温液体39℃，再配合静脉输液加温器，保持输入液37.5℃~38℃。

(三) 围术期体温监测

低体温可引起寒战发生，当患者核心体温<36℃时为低体温，耳鼓膜温度与核心体温接近，术中监测耳鼓膜温度，当鼓膜温度下降0.5℃时，则开始发生寒战，围术期监测体温可为术中制订护理计划提供建议。

1. 术中用药

有研究表明，剖宫产术中寒战与缩宫素的使用有关联，使用缩宫素的产妇寒战发生率比不用缩宫素的产妇高5~10倍，静脉注射又比肌内注射组高2~3倍。缩宫素能够对子宫平滑肌产生直接的兴奋作用，增强宫缩。随着缩宫素剂量的增加，子宫肌张力持续增高出现强直收缩，导致胎盘边缘窦破裂，羊水进入开放的静脉，羊水中所含的胎粪等容易造成羊水栓塞，从而引起寒战。李振华分析认为剖宫产胎儿娩出后，常规子宫肌注缩宫素20U后，不需静脉注射缩宫素的产妇寒战发生率低，如需静脉注射缩宫素剂量以5U较为合适，最多不超过10U，以减少术中寒战等不良反应的发生。

苏昕认为术中使用多沙普仑、地塞米松、可乐定、盐酸哌替啶等药可预防术中寒战[1]，刘小青等认为布托啡诺和盐酸哌替啶预防腰硬联合麻醉下剖宫产术中寒战效果比较[2]，提示布托啡诺用于预防寒战优于盐酸哌替啶。黄鑫认为腰硬联合麻醉剖宫产并发寒战少于硬膜外麻醉。陈远珍等认为输入加温37℃液体并在胎儿娩出断脐后，静脉注射咪达唑仑0.04mg/kg，能减轻腰硬联合麻醉下剖宫产术中寒战发生和严重程度。如患者围术期发生低温寒战，可用曲马朵快速止颤，但不能解决低温的危害及术后寒战再发，建议术中配合加温输液。

① 苏昕.剖宫产患者寒颤的原因及预防 [J].临床合理用药，2011，4(12)：137.
② 刘小青，张学刚，黄中华，等.布托啡诺、盐酸哌替啶预防剖宫产术中寒战的临床观察 [J].广西医学，2011，33(2)：188-189.

2. 充分吸氧

人体发生寒战时会影响心率、血糖，增加机体的耗氧量，当机体出现氧供不足时容易出现低氧血症，从而造成胎儿宫内缺氧，严重时还可以发生胎儿宫内窘迫。为避免此反应发生，术中应持续给氧。吸氧可以维持较高的氧分压水平，保持良好的组织灌注，减少乳酸生产，减少机体应激反应，进而减少寒战的发生。

3. 热湿交换器的使用

人体通过呼吸丢失的热量约有10%。热湿交换器（HIE）用来调整和维持呼入气体温湿度的适宜性，通过加温加湿患者的吸入气体，从而发挥预防术中低体温的作用。

多种因素可以导致术中产妇寒战发生，应针对各种因素采取多方面的措施预防术中低体温，包括术前的访视护理，术中各项保温护理的综合干预措施，有效降低术后并发症的发生率，减少住院时间及费用，提高围手术期母婴的安全和手术室的护理工作质量，有效地降低剖宫产产妇一、二级寒战的发生率。

参考文献

[1] 杨杰.气垫床联合曲线型仰卧护理对高血压脑出血患者去骨瓣减压术后压力性损伤及预后的影响 [J]. 医学理论与实践，2023，36（02）：311-313.

[2] 肖怡，马科星.金振口服液联合精细化护理改善急性支气管炎患儿肺功能和机体炎症反应的研究 [J]. 现代医学与健康研究电子杂志，2023，7(02)：120-123.

[3] 周兰姝.护理学科发展现状与展望 [J]. 军事护理，2023，40(01)：1-4.

[4] 佟婷婷.术前访视在手术室护理工作中的应用进展 [J]. 中国城乡企业卫生，2023，38(01)：28-30.

[5] 宋伟，冯静，张思，等.手术室精细化护理对围术期患者感染的影响 [J]. 中国城乡企业卫生，2023，38(01)：16-18.

[6] 贾闯，任天广，陈其仙.基于互动达标理论的护理干预对冠心病PCI 术后患者出院准确度的影响 [J]. 护理实践与研究，2023，20（01）：81-85.

[7] 胡艳杰，李玲利，田亚丽，等.护理学一流学科建设引领一流人才培养 [J]. 四川大学学报 (医学版)，2023，54(01)：102-107.

[8] 高媛媛.协同护理干预对冠心病患者自我护理能力、日常生活能力及心血管不良事件的影响 [J]. 临床研究，2023，31(01)：130-132.

[9] 苏清玉，苏凤英.个性化教育在慢性胃炎护理的效果探究 [J]. 中国医药指南，2023，21(03)：25-28.

[10] 杨成会.优质护理应用于冠心病心绞痛患者80 例分析 [J]. 云南医药，2022，43(06)：110-112.

[11] 韩晓敏，赵晶，米丽娜.高血压脑出血偏瘫患者早期康复综合护理效果探讨 [J]. 河北北方学院学报 (自然科学版)，2022，38（12）：41-42+57.

[12] 吴碧兰.优质护理在阑尾炎患者围手术期的应用及满意度分析 [J].
中国医药指南，2022，20(36)：148-150.

[13] 赵庆.针对性护理应用于合并高血压慢性胃溃疡患者中对生活质量
及复发率的影响评价 [J].新疆医学，2022，52(12)：1453-1455.

[14] 韩小云，张成欢，吴程程.手术室护理中断事件现状及护士感受的
调查分析 [J].护士进修杂志，2022，37(24)：2278-2282.

[15] 马兰兰.预见性护理对支气管炎患者接种流感疫苗的影响 [J].中国
城乡企业卫生，2022，37(12)：208-211.

[16] 胡明媚，林桂禁，李艳铭.精细化管理在手术室护理中的应用 [J].
中国城乡企业卫生，2022，37(12)：85-87.

[17] 郑明英.生理 - 心理 - 环境护理路径在急性胃炎患者护理中的应用
及对患者胃功能的影响研究 [J].数理医药学杂志，2022，35 (12)：
1909-1911.

[18] 杜秀梅.综合护理干预对慢性胃炎及消化性溃疡患者生活质量的影
响 [J].中国冶金工业医学杂志，2022，39(06)：718-719.

[19] 叶骞.人性化护理模式在手术室护理中的应用价值研究 [J].中国医
药指南，2022，20(33)：128-130.

[20] 陈丽芬.人性化护理在阑尾炎手术护理中的应用效果观察 [J].中国
医药指南，2022，20(33)：131-133.

[21] 冯春英.针对性护理在老年慢性支气管炎患者中的效果观察 [J].中
国医药指南，2022，20(33)：33-36.

[22] 吴天航.心理护理在慢性胃炎治疗中的作用 [J].中国医药指南，
2022，20(25)：173-175.

[23] 栾冰，梁丽梅.手术室护理中细节护理对患者满意度的影响 [J].国
际护理学杂志，2022，41(22)：4144-4146.

[24] 韩凤珠，王晓青，齐慧.快速康复护理在外科手术室护理中的应用
[J].保健医学研究与实践，2022，19(11)：103-106.

[25] 蒋文娟.人性化护理模式在手术室护理中的应用价值研究 [J].中国
医药指南，2022，20(31)：156-158.

[26] 邱小芳，周芹.综合护理干预对神经外科手术患者急性压疮的预防

效果分析 [J]. 岭南急诊医学杂志，2021，26（06）：681-682.

[27] 沈毅，张秀荣. 心胸外科微创手术患者实施健康教育护理的效果 [J]. 中国医药指南，2021，19（14）：222-223.

[28] 庄楠青，任雪琼. 神经外科围手术期中采用细节护理的效果分析 [J]. 海峡预防医学杂志，2021，27（02）：94-96.

[29] 贺丹. 护理干预对心胸外科手术患者康复效果的影响效果探究 [J]. 中国农村卫生，2021，13（04）：63-64.

[30] 杜红英. 神经外科手术的术后家庭护理 [J]. 幸福家庭，2020（19）：117.

[31] 程志珍，艾旭雯，姜娜，等. 心胸外科手术术后疼痛护理的研究进展 [J]. 实用临床医学，2022，23（01）：135-138.

[32] 赖珊玲，苏秀萍，陈美琴，等. 全方位护理模式在慢性胃炎患者中的应用价值 [J]. 中国医学创新，2022，19（23）：117-120.

[33] 张鑫. 健康教育在慢性胃炎护理中的应用效果观察 [J]. 中国冶金工业医学杂志，2022，39（04）：412-413.

[34] 朱静. 心胸外科手术患者术后下肢深静脉血栓形成的危险因素 [J]. 国际护理学杂志，2022，41（04）：607-611.

[35] 曹倩. 初产妇会阴切开与会阴裂伤的相关预防及修复护理最佳证据总结 [J]. 临床护理杂志，2022，21（05）：59-63.

[36] 刘海欧，易以萍，徐雯. 观察心理护理在会阴侧切患者中的应用价值 [J]. 心理月刊，2022，17（13）：80-82.

[37] 秦睿彤. 综合护理对会阴无保护分娩产妇会阴裂伤及护理满意度的影响 [J]. 中国医药指南，2022，20（10）：183-185.

[38] 魏柯明. 肝硬化门脉高压上消化道出血的护理研究进展 [J]. 饮食保健，2019，6（27）：297-298.

[39] 卫振红，方言珠，路沛，等. 剖宫产术预防性应用抗生素的探讨 [J]. 上海预防医学杂志，2002，14（3）：107-108.

[40] 苏昕. 剖宫产患者寒战的原因及预防 [J]. 临床合理用药，2011，4（12）：137.